Die NEUE MEDIZIN

Lars Peter Kronlob

Die NEUE MEDIZIN

Grundlagen zum Verständnis von Krebs und anderen biologischen Programmen

EDITION ESOTERICK

Zur Beachtung:

Ob jemand die in diesem Buch dargelegten Informationen nutzt oder nicht nutzt, liegt in der alleinigen Verantwortung des Individuums.

Ebenso wie kein Arzt oder Therapeut seinem Patienten die Verantwortung für sein Leben abnehmen kann, so ist es die Überzeugung des Autors, daß niemand irgendeinem Menschen im Falle einer „Krankheit" die Verantwortung für seine Entscheidung darüber abnehmen kann, ob und wie er sich behandeln läßt oder welche Maßnahmen und Schritte er unternimmt oder unterläßt.

Dieses Buch kann und soll eine Hilfestellung in diesem Prozeß sein, ersetzt jedoch im Zweifelsfall nicht die genaue Untersuchung, Diagnose und Hilfestellung eines erfahrenen Therapeuten.

Eine Haftung des Autors oder des Verlags für die Entscheidungen Dritter sind aufgrund der oben dargelegten Sachlage ausgeschlossen.

1. Auflage November 2011

Verlag für esoterische Philosophie
E-Mail: edition@esoterick.de
Web: **www.esoterick.de**

Umschlaggestaltung und Layout: Lars Peter Kronlob
Druck und Vertrieb: Books on Demand GmbH, Norderstedt

Made in Germany

ISBN: 978-3-936830-50-7

Inhaltsverzeichnis

Vorbemerkung

Die Neue Medizin wurde im Jahr 1981 vom deutschen Arzt Dr. Ryke Geerd Hamer begründet. Er selbst hat seine Entdeckung unter dem rechtlich geschützten Begriff der Germanischen Neuen Medizin® in mehreren Büchern niedergeschrieben, die jedoch meiner Ansicht nach unübersichtlich strukturiert und mit zu vielen medizinischen Begriffen durchsetzt sind, so daß es für Laien und medizinisch nicht gebildete Personen kaum möglich ist, sein System zu verstehen.

Nicht, daß man mich hier falsch versteht. Ich möchte Dr. Hamers Verdienst nicht schmälern. Meiner persönlichen Meinung nach gehört ihm der Nobelpreis für Medizin verliehen und das gesamte medizinische System müßte auf die Neue Medizin umgestellt werden.

Das vorliegende Buch richtet sich jedoch an alle Menschen, welche die Neue Medizin verstehen und in ihrem Leben nutzen möchten, ohne zuvor medizinische Kenntnisse erworben zu haben. Es ist nicht die Absicht des Autors, mit diesem Buch Erkenntnisse von Dr. Hamer oder von ihm entdeckte Gesetzmäßigkeiten zu verwässern oder auf irreführende Weise verändern, sondern eine für jeden Menschen verständliche Einführung in das Thema der Neuen Medizin zu liefern. Im Anhang finden Sie ergänzend einen Abgleich mit den Begriffen, die Dr. Hamer verwendet.

Seit Entdeckung der Neuen Medizin hat sich das Verständnis der zugrundeliegenden biologischen Gesetze verbessert, in einigen Bereichen auch leicht geändert, weil Erkenntnisse gewonnen wurden, die Dr. Hamer Anfang der 80er Jahre noch nicht vorlagen. Es handelt sich dabei um Feinheiten und Details, die das Gesamtbild der Neuen Medizin und das Verständnis der biologischen Programme und Abläufe ergänzen und verfeinern. Sollten sich in diesem Buch oder generell im System der Neuen Medizin irgendwann Aspekte finden, die sich als nicht oder nicht völlig korrekt herausstellen, dann handelt es sich dabei um Feinheiten, bei denen zum Zeitpunkt der Fertigstellung dieses Buches noch keine völlige Einigkeit über die Details herrscht bzw. verschiedene Sichtweisen existieren. Dies ändert jedoch nichts an der grundsätzlichen Richtigkeit der Neuen Medizin und sollte keinen Anlaß geben, das gesamte System zu verwerfen.

Dieses Buch erhebt keinen Anspruch auf Vollständigkeit und behandelt absichtlich nur die Grundlagen, weil eine komplette und bei jedem Thema völlig ins Detail gehende Abhandlung viel zu umfangreich wäre. Wer nach Lektüre dieses Buches einzelne Elemente der Neuen Medizin vertieft studieren möchte, der sollte auf die von Dr. Hamer erschienenen oder andere weiterführende Titel oder auf Internetseiten zum Thema zurückgreifen (siehe Literatur- und Linkliste im Anhang).

Ich möchte Sie während der Lektüre dieses Buches um Geduld bitten. Die Neue Medizin ist ein ganzheitliches System, dessen komplettes Bild sich erst nach Kenntnis aller Teilbereiche erschließt. Wenn Sie die Zusammenhänge einmal verstanden haben, werden Sie sehen, wie sich die einzelnen Teile zu einem stimmigen Gesamtbild fügen. Sie dürfen jedoch nicht den Fehler machen, lediglich einige Aspekte des Gesamtsystems herauszupicken und mit dem bisherigen Verständnis der Schulmedizin zu vermischen, da die beiden Systeme in ihren Grundlagen nicht kompatibel sind.

Es ist mir wichtig zu betonen, daß sich meine Kritik der Schulmedizin, die bei der Beschäftigung mit den Hintergründen der Medizin leider unumgänglich ist, auf das System als solches bezieht und nicht auf den einzelnen Arzt. Es ist das System der modernen Medizin, das den Arzt in eine Rolle drängt, in welcher er zum Instrument von Dogmen und „Lehrmeinungen“ wird, die seinen Patienten leider oft schaden und abhängig von einem System machen, in dem Profit leider noch wichtiger ist als Heilung.

Weiterhin möchte ich darauf hinweisen, daß es in diesem Buch in keiner Weise um die Person Dr. Hamer oder seine privaten Ansichten zu politischen oder anderen Themen gehen soll. Ich werde daher Dr. Hamer ausschließlich im Zusammenhang mit dem Thema Neue Medizin erwähnen.

Einleitung

Nur die Lüge braucht die Stütze der Staatsgewalt,
die Wahrheit steht von alleine aufrecht!

Thomas Jefferson

Die Neue Medizin ist eine der bedeutendsten Entdeckungen in der neueren Geschichte der Menschheit. Denn was kann es Wichtigeres geben, als zu verstehen warum wir „krank“ werden und was diese Prozesse zu bedeuten haben?

Ich nenne die Neue Medizin bewußt eine Entdeckung, da es sich weder um ein erfundenes System, noch um eine spezielle Therapieform handelt. Die Neue Medizin ist keine alternative Heilmethode und auch kein neuartiges Verfahren, sondern ein auf biologischen Naturgesetzen basierendes, ganzheitliches Verständnis dessen, was wir gemeinhin als „Krankheit“ bezeichnen. Die Gesetze, auf denen die Neue Medizin basiert, sind in jedem beliebigen Fall überprüfbar und treffen ohne Ausnahme zu.

Zum ersten Mal in der Geschichte ist es möglich, den Sinn und Hintergrund jeder „Krankheit“ zu erklären und zu verstehen. Es ist kein Zufall, daß ein bestimmter Mensch zu einem bestimmten Zeitpunkt in seinem Leben eine bestimmte „Krankheit“ bekommt, sondern hat mit den individuellen Umständen und der speziellen Lebenssituation des jeweiligen Menschen zu tun.

Das, was bislang „Krankheit“ genannt wurde, ist lediglich Teil eines biologischen Programms, das aufgrund bestimmter Umstände im Körper eines Menschen abläuft. Daher spricht man in der Neuen Medizin auch nicht von „Krankheiten“, sondern von „biologischen Programmen“.

Sie sind skeptisch? Das ist völlig in Ordnung. Glauben Sie mir nicht einfach. *Glauben* Sie überhaupt nicht, sondern hinterfragen Sie die Dogmen der Schulmedizin, benutzen Sie Ihren Verstand und prüfen

Sie für sich selbst in Ihrem eigenen Leben, ob die Neue Medizin richtig ist. Das Schöne an der Neuen Medizin ist ja gerade, daß Sie nicht erst studieren müssen, um sie zu überprüfen. Auch müssen Sie nicht irgendwelchen Autoritäten glauben, die sich mit Titeln schmücken, sondern Sie selbst können in Ihrem eigenen Leben, bei sich selbst, Ihrer Familie und Ihren Freunden aus erster Hand überprüfen und nachweisen, daß die Prinzipien der Neuen Medizin richtig sind.

Doch Vorsicht: Jemand, der beweisen will, daß etwas *nicht* funktioniert, wird selektiv nur das sehen, was er sehen will. Die Neue Medizin ist ein komplexes System, das man nicht mal eben ausprobiert oder nach ein paar scheinbaren Ungereimtheiten abtut. Ein offener Geist und die Bereitschaft, bisher als „Wahrheit" geglaubte Dinge abzulegen, sind unabdingbar. Wenn Sie sich dazu entscheiden, die Neue Medizin abzulehnen oder zu ignorieren, dann ist das Ihr gutes Recht und Ihre persönliche Wahl. Doch dem einzigen Menschen, dem Sie damit etwas vorenthalten, sind Sie selbst.

Entstehung von „Krankheit"

Ein weiterer entscheidender Faktor, bei dem es darauf ankommt, daß diesbezüglich ein Umdenkprozeß stattfindet, ist die Vorstellung, daß „Krankheit" von außen kommt. Wenn man von Verletzungen und Unfällen (Versorgung durch Notfall-Medizin und/oder Unfallchirurgie), sowie Vergiftungen und Strahlenschäden absieht, hat jede sogenannte „Krankheit" ihre Ursache im Inneren des Menschen (obwohl die Wiederherstellungs- bzw. Heilungsphase auch bei den vorgenannten Auslösern exakt nach den Gesetzmäßigkeiten der Neuen Medizin abläuft). Das generelle Problem ist, daß die meisten Menschen sich bezüglich einer „Krankheit", die sie bekommen, als Opfer fühlen und nicht einsehen oder begreifen wollen, daß dies etwas mit ihnen persönlich zu tun hat. Lieber setzen sie darauf, daß sie sich irgendwo „angesteckt" haben. Und wenn es etwas ist, daß nicht als „infektiös" gilt, ist es eben das Wetter, die Umwelt oder Vererbung. Für „schlechte" Gene kann man schließlich nichts. Aber sich mit der „Krankheit" auseinandersetzen und die Antwort bei sich selbst suchen? Das ist im Denken der meisten Menschen nicht vorgesehen.

Da man ihnen seit ihrer Kindheit eingeredet hat, daß alles „Böse" von außen kommt, suchen sie entsprechend auch die „Erlösung" davon im Außen: „Was, meine Krankheit soll etwas mit mir zu tun haben? Nein, vielen Dank. Gibt es nicht eine Pille dagegen?" – Genau dieses Denken ist es, das der Pharmaindustrie zu ihrem Reichtum und ihrer Macht verholfen hat. Die Schulmedizin ist mittlerweile eine Handlangerin der Pharmaindustrie geworden, denn es ist viel lukrativer, teure Medikamente zu verschreiben, als eine ausführliche Anamnese (Krankengeschichte) zu erstellen und die Persönlichkeit und den biographischen Hintergrund des Patienten in die Behandlung und den Heilungsprozeß mit einzubeziehen.

> *„Eine neue wissenschaftliche Wahrheit pflegt sich nicht in der Weise durchzusetzen, daß ihre Gegner überzeugt werden und sich als belehrt erklären, sondern vielmehr dadurch, daß die Gegner allmählich aussterben und daß die heranwachsende Generation von vornherein mit der Wahrheit vertraut gemacht wird."*
>
> Max Planck

Das ist auch der Grund dafür, warum sich die Neue Medizin nicht so schnell durchsetzen wird, wenn es überhaupt dazu kommt. Das „Gesundheitssystem" (eigentlich ein zynischer Euphemismus) ist nämlich als wirtschaftliches System darauf ausgelegt, daß die Leute krank (gemacht) werden und auch krank bleiben, damit man an ihnen Geld verdienen kann. Wenn wir alle gesund wären oder Heilung keinen Profit abwerfen würde, weil man keine teuren Behandlungen oder Medikamente bräuchte, würde das „Gesundheitssystem" in seiner jetzigen Form seine Existenzberechtigung verlieren. Wenn die Neue Medizin offiziell anerkannt würde, müßten die meisten Pharmakonzerne und Forschungseinrichtungen, die neue Mittel für die Symptomtherapie erfinden, ihre Produktion einstellen oder auf ein Minimum reduzieren, weil medikamentöse Behandlung nur in wenigen Fällen als unterstützende oder begleitende Maßnahme notwendig ist. Doch aufgrund dessen, daß die Pharmaindustrie mehr Profit macht als die Waffenindustrie, sollten wir verstehen, warum man lieber Symptome behandelt als Ursachen herausfindet.

Es sind Eigenschaften wie Autokratie (Selbstherrschaft), Zentralisation von Macht, Zensur alternativer Quellen und Erkenntnisse, Propaganda sowie die Erwartung des blinden Glaubens an ihre dogmatische Strukturen, die der Schulmedizin einen quasireligiösen Charakter verliehen haben. Mündige Individuen oder Andersdenkende (sprich: Ketzer) sind in diesem System unerwünscht. Der Patient hat der Autorität des Arztes zu gehorchen, da er zu den Eingeweihten (den „Priestern") gehört, welche die Macht über Leben und Tod haben. Und diese Machtposition darf nicht in Frage gestellt werden (blinder Glaube), daher wird das Individuum dem medizinischen Dogma untergeordnet, was Diagnose und Therapie angeht. Ist ein Patient damit nicht einverstanden, wird systematisch auf ihn eingeredet und ihm notfalls Angst gemacht, damit er schließlich nachgibt. Ärzte, die ihren Patienten zu diesem Zweck mit den furchtbarsten Konsequenzen drohen, um sie gefügig zu machen, haben offenbar nicht die geringste Vorstellung davon, wie sehr sie ihren Patienten mit dieser Vorgehensweise schaden.

In der Neuen Medizin hingegen steht der Patient als Individuum im Mittelpunkt. Es ist schließlich die individuelle Konstellation und biographische Situation, welche die biologischen Programme im Patienten aktiviert haben. Damit diese Programme letztlich zur Heilung führen können, muß der Arzt der Neuen Medizin den Patienten individuell betrachten und Diagnose und eventuelle begleitende Therapie exakt auf den Patienten zuschneiden. Der wichtigste Punkt dabei ist, daß der Patient entscheidet, ob und welche Therapie angewendet wird, oder ob er überhaupt eine Therapie benötigt, weil er als wirklich aufgeklärter Patient weiß, was mit ihm passiert und welche Mechanismen aufgrund von erlebten Konflikten in seinem Körper ablaufen. Das hat zur Folge, daß der Patient keine Angst haben muß, wodurch es auch nicht zu unnötigen Folgekonflikten kommt. Außerdem wird auch der Therapeut oder Arzt der Neuen Medizin seinem Patienten keine Angst machen, weil er weiß, daß er dadurch weitere iatrogene, d.h. ärztlich ausgelöste Konflikte verursachen könnte. Statt dessen werden Arzt und Patient zusammen aufgrund ihres Wissens um die Hintergründe ruhig und vernünftig entscheiden, wie weiter vorgegangen wird, damit der Patient seinen Heilungsprozeß in Ruhe durchlaufen kann.

Um eine solche Zusammenarbeit zwischen Arzt und Patient zu erreichen, braucht man aufgeklärte und mündige Patienten, die bereit sind, Verantwortung für sich selbst zu übernehmen, anstatt diese in die Hände von Ärzten zu legen und sich passiv zurücklehnen. Auf der anderen Seite benötigt man gütige, verständnisvolle und einfühlsame Ärzte mit Herz und gesundem Menschenverstand, anstatt arrogante, zynische und gefühlskalte Halbgötter in Weiß, die ihre Patienten nur als Versuchskaninchen und Verdienstmöglichkeiten betrachten, und die sich ihren Dogmen und ihrer Machtposition unterzuordnen haben.

Die Tatsache, daß medikamentöse Behandlungen wie Chemotherapie noch Jahrzehnte nachdem man sie als gefährlich und nutzlos erkannt hat, weiter genutzt werden, zeigt deutlich das Festhalten der Schulmedizin an starren, dogmatischen Strukturen. Es ist auch sehr bezeichnend, daß Krankenkassen lieber „Behandlungen“ finanzieren, die teuer und ineffizient sind, anstatt für wesentlich weniger Geld alternative Maßnahmen oder Heilmittel zu genehmigen, die eine nachweisliche Verbesserung der Gesundheit zur Folge haben und vor allem für den Menschen weniger schädlich sind.

Umfragen verschiedener Universitäten haben ergeben, daß die meisten Ärzte für sich selbst und ihre Familie niemals die gleiche Behandlung durchführen lassen würden wie bei ihren Patienten, einschließlich Chemotherapie bei „Krebs“.

> *„Wenn ich an Krebs erkranken würde, dann würde ich mich auf gar keinen Fall in einem herkömmlichen Krebszentrum behandeln lassen. Es haben nur die Krebsopfer eine Überlebenschance, die sich von diesen Zentren fern halten.“*
>
> Prof. Dr. Charles Mathe,
> Facharzt für Onkologie (Krebsmedizin)
> Chefarzt des Krebsbehandlungszentrums in Villejuif bei Paris

Die Neue Medizin basiert auf 5 biologischen Naturgesetzen

1. Biologische Programme werden durch einen Konfliktschock ausgelöst.

2. Biologische Programme laufen immer in zwei Phasen ab.

3. Alle biologischen Programme werden von einem bestimmten Gehirnbereich gesteuert, der über ihren Verlauf bestimmt.

4. Alle Mikroorganismen haben eine sinnvolle Aufgabe innerhalb einer Symbiose mit dem Menschen.

5. Alle biologischen Programme erfüllen einen sinnvollen Zweck.

1. Biologische Programme werden durch einen Konfliktschock ausgelöst.

In allen Naturwissenschaften muß bei jeder Reaktion ein exakt bestimmbarer Auslöser nachgewiesen werden, der bestimmte Kriterien erfüllt, damit man von einer Gesetzmäßigkeit sprechen kann. In der Kriminologie und Psychologie kann aufgrund der gleichen Logik ein ebenso exakt bestimmbarer Auslöser gefunden werden, um die Veränderung eines Musters oder Verhaltens bei einem Menschen zu bestimmen. Das gleiche Prinzip gilt auch für die Neue Medizin: Jedes biologische Programm wird durch einen Konfliktschock initiiert. Da in jedem Fall von einem speziellen Verlauf und spezifischen Symptomen auf einen genau definierbaren Konfliktschock geschlossen werden kann, handelt es sich hierbei ebenso um eine Gesetzmäßigkeit.

Ob nun eine Situation oder ein Ereignis als Konfliktschock erlebt wird, hat mit der individuellen psychischen, emotionalen und sozialen Konstellation des Menschen zu tun. Dabei spielt zum einen das

Bewußtsein, die grundlegende Einstellung und das Weltbild des Individuums eine Rolle. Es gibt Menschen, die ständig Konflikte erleben, aber diese bewußt als Wachstumschancen ansehen und entsprechend souverän lösen. Auf der anderen Seite gibt es Menschen, die eigentlich nie Konflikte im Leben haben, und denen ein einzelner Konflikt irgendwann solche Probleme bereitet, daß sie daran zugrunde gehen oder diesen nur unter Aufbietung all ihrer Kraft und Energie wieder zu lösen vermögen. Zum anderen ist die aktuelle Situation im Leben von starker Bedeutung. Einerseits wird eine Person, die grundsätzlich gelassen und souverän lebt, weniger oder kaum dazu neigen, eine bestimmte Situation als Konflikt zu erleben, andererseits gibt es im Leben fast aller Menschen bestimmte Zeiten, in denen sie psychisch und emotional labiler sind, und damit anfälliger dafür, ein Ereignis als Konfliktschock zu erleben. Es ist daher ungemein wichtig, in allen Fällen die individuelle Gesamtsituation eines Menschen sowie die genauen Umstände zu betrachten, unter denen es zu einem Konfliktschock gekommen ist.

Es ist wichtig zu verstehen, daß es sich beim auslösenden Konfliktschock nicht um eine psychosomatische Reaktion handelt, sondern um eine spezielle *biologische* Bedürfnissituation. Das nach dem Erleiden eines Konfliktschocks ablaufende Programm ist daher biologischer Natur. Sein Sinn und Zweck besteht in der Kompensation oder Behebung des entstandenen biologischen Bedürfnisses oder Mangels. Um das zu verstehen, ist es enorm wichtig, den biologischen Sinn eines solchen Programms zu betrachten. Diese Programme existieren bereits seit vielen Jahrtausenden im Genpool des Menschen, und jedes von ihnen hat einen ganz bestimmten Zweck, den man oft erst dann versteht, wenn man sich den entwicklungsgeschichtlichen Hintergrund ansieht. Im Gegensatz zum frühen Menschen, der dem Tier von seiner Art zu leben noch viel näher stand als der moderne Mensch, hat der heutige Mensch weitestgehend verdrängt und vergessen, daß er trotz aller technischen Entwicklung immer noch ein Säugetier ist. Obwohl wir Menschen in der westlichen Welt ein gewisses Maß an Zivilisation entwickelt haben, sind wir dennoch in erster Linie biologische Wesen. Wir haben zwar aufgrund unserer intellektuellen Entwicklung die Fähigkeit zum abstrakten Denken erlangt, weshalb wir auch Konflikte aufgrund von symbolischen Werten und Dingen erleiden können, aber wir übersehen dabei in der Regel, daß unser Körper diese Konflikte auch weiterhin auf einer biologischen Ebene bearbeitet. Die Bedeutung von auftretenden Symptomen kann daher nur verstanden werden, wenn man den Sinn des zugrundeliegenden biologischen Programms und den auslösenden Konfliktschock erkennt.

Dr. Hamer spricht in der Literatur stets von einem „schweren, hochakut-dramatischen, isolativen Konflikterlebnisschock". Es ist dabei ungemein wichtig zu verstehen, daß aufgrund des subjektiven Empfindens verschiedener Individuen auch scheinbar weniger dramatische Konflikterlebnisse ein biologisches Programm auslösen können. Entscheidend ist nicht die intellektuell von außen hineingedeutete Stärke des Konflikts, sondern seine unerwartete Natur und seine subjektive Bedeutung für das Individuum. Ein dramatischer Konflikt, der schon einige Zeit vorher abzusehen war, fällt nicht unter dieses Kriterium, sondern eine vorher nicht zu erwartende Situation, in der das Individuum „auf dem falschen Fuß" erwischt bzw. „unvermutet wie von einem Blitzschlag" getroffen wird, wie es Dr. Hamer formuliert.

2. Biologische Programme laufen immer in zwei Phasen ab.

Ab dem Moment des auslösenden Konfliktschocks stellt der Körper seinen normalen Rhythmus auf Dauerstreß (Sympathikotonie) um, es beginnt die Konfliktphase. In dieser Phase ist der Stoffwechsel bzw. Metabolismus insgesamt gesteigert; es bestehen Schlaf- und Appetitlosigkeit, erhöhter Puls und eher kalte Extremitäten aufgrund von Gefäßverengung und Zentralisation des Blutes. Das Denken ist zwanghaft und kreist um den Konfliktinhalt. Das alles hat den biologischen Sinn, eine Ausrichtung auf den bestehenden Konflikt und seine Lösung zu unterstützen. Dauert diese Phase über einen längeren Zeitraum an, kommt es zu Gewichtsverlust und Ausgezehrtheit. Wird der Konflikt auch nach längerer Zeit nicht gelöst, kann dies zu solch extremer Ausgezehrtheit (Kachexie) führen, daß der Körper nicht mehr in der Lage ist, die Dauerstreßphase aufrechtzuerhalten. In diesem Fall stirbt der Mensch schließlich an der Unfähigkeit, seinen Konflikt zu lösen.

Im Gehirn kommt es im Moment des Konfliktschocks am zuständigen Relais zur Bildung einer in der Computertomographie (CT) als kreisrund und scharf abgegrenzt zu sehenden „Schießscheiben-Konfiguration", die auch als „Hamerscher Herd" bezeichnet wird. Dieser Herd zeigt an, daß an dieser Stelle das Hirnrelais liegt, an dem das biologische Programm aktiviert wurde, das für den Verlauf des biologischen Programms zuständig ist.

Wird der Konflikt gelöst, gibt es eine unmittelbare Umstellung von der Streßphase zur Ruhephase (Vagotonie). In dieser Phase wird der Stoffwechsel insgesamt wieder langsamer, die Haut wird wieder wärmer und der Puls ruhiger; es kommt zu Mattheit und Erschöpfung, tiefen und langen Schlafphasen, und auch der Appetit kehrt wieder. Hat die Konfliktphase länger gedauert, kommt es in dieser Phase wieder zur Gewichtszunahme. Da diese Phase auch die Wiederherstellungsphase ist, treten nun auch Fieber, Schmerzen und andere Symptome auf, da es sich dabei um Reparatur- und Wiederherstellungsvorgänge handelt, wie wir noch sehen werden.

Damit die Heilungsphase effektiv verlaufen kann, ist es in dieser Zeit wichtig, die ablaufenden Prozesse so gut wie möglich zu unterstützen. Aufgrund der Dauersympathikotonie in der Konfliktphase ist der Körper geschwächt und hat große Mengen an Energie und Nährstoffen verbraucht, weshalb in der Heilungsphase ein Erschöpfungszustand mit langen und tiefen Schlafphasen eintritt, aber auch der Appetit wieder einsetzt, damit wir dem Körper die verlorenen Nährstoffe zurückgeben.

Wenn wir verstehen, daß sowohl der Konflikt als auch die Konfliktlösung auf der psychischen Ebene stattfinden, und die auf der zerebralen und körperlichen Ebene ablaufenden Prozesse sich exakt parallel dazu verhalten, erkennen wir, daß entsprechend zur körperlichen Genesung die geistige innere Einstellung (aber auch psychische und emotionale Unterstützung und Betreuung durch Dritte) eine sehr wichtige Rolle in der Beschleunigung des Heilungsprozesses spielen. Wenn man weiß, daß die auftretenden Symptome Teil des Heilungsprozesses sind, kann man in dieser Phase innerlich ruhig und gelassen sein, was dazu führt, daß die Heilung als weniger bedrohlich und schmerzhaft empfunden wird.

Da im Moment der Konfliktlösung das biologische Programm im entsprechenden Gehirnbereich sofort in die Heilungsphase umschaltet, unterliegt auch der Hamersche Herd in diesem Bereich der gleichen Umstellung. Da es zu einem Ödem (Wassereinlagerung) an dieser Stelle kommt, erscheint der Herd im CT nun aufgequollen, verschwommen und nicht mehr so scharf abgegrenzt.

Eine Besonderheit der Wiederherstellungsphase besteht darin, daß in der Mitte dieser Phase eine Heilungskrise stattfindet, in welcher erneut eine starke Sympathikotonie (Streßphase) entsteht, weil aufgrund des ablaufenden biologischen Programms das nach Lösung des Konflikts entstandene Ödem an dem im Gehirn zuständigen Relaisbereich (wo auch im Moment des Konfliktschocks der Hamersche Herd entstanden ist) nun quasi ausgepreßt und ausgeschieden wird. Das hat zur Folge, daß man in dieser Phase das Konfliktgeschehen noch einmal in komprimierter Form erlebt und auch die typischen körperlichen Symptome wie beschleunigter Puls, kalte Extremitäten und ein insgesamt gesteigerter Stoffwechsel sich erneut einstellen. Je nach Dauer und Stärke des vorangegangenen Konflikts und der Lokalisation des entsprechenden Organs kann diese Krise in kurzer Zeit und kaum merklich verlaufen, aber auch bis zu einigen Stunden andauern und eine starke Symptomatik verursachen.

Schematische Darstellung des Konflikt- und Heilungsverlaufs

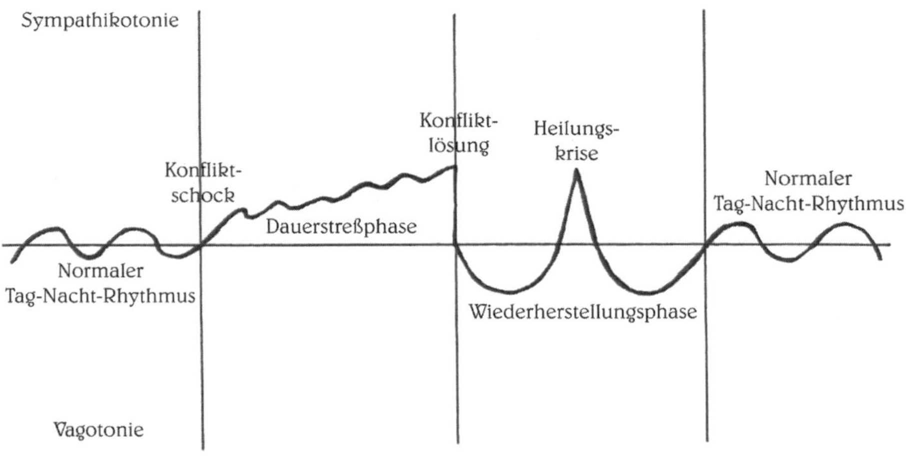

Der Hamersche Herd im Gehirn wird nach Beendigung der Heilungskrise mit Glia-Gewebe (Bindegewebe des Gehirns) aufgefüllt, weshalb der entsprechende Bereich im CT mit Kontrastmittel eine Zeit lang weiß erscheint. Dies wird schulmedizinisch oftmals als „Hirntumor“ (z.B. „Astrozytom“) oder „Hirnmetastase“ diagnostiziert, obwohl es sich bei den sogenannten Astrozyten (daher der Name „Astrozytom“) um Glia-Bindegewebszellen handelt. Wenn es sich um einen echten Hirntumor handeln würde, müßte dies eine Zunahme des Gewebevolumens und eine Zellvermehrung zur Folge haben, was jedoch nicht der Fall ist.

Der Vorgang der Ödembildung und die Auffüllung mit Bindegewebe kann je nach Lokalisation kurzzeitig zu neurologischen Ausfallerscheinungen wie Sehstörungen (z.B. Doppeltsehen), Kopfschmerzen, Schwindel, Erbrechen, Sensibilitäts-, Gedächtnis- oder Orientierungsstörungen führen, weil es sich in dieser Zeit um einen raumfordernden Prozeß handelt, der auf angrenzende Gehirnbereiche Druck ausüben kann.

Die beiden grundlegenden Phasen eines Konflikt- und Heilungsverlaufs (siehe Abb. vorige Seite) werden in der Schulmedizin als verschiedene „Krankheiten“ gedeutet und separat behandelt, weil der Gesamtzusammenhang nicht erkannt wird. Früher wurde in der Schulmedizin zumindest noch von „kalten“ (sympathikotonen) und „heißen“ (vagotonen) Krankheiten gesprochen, aber das wissen meist nur noch ältere Ärzte.

Da in der Regel erst nach Lösung des Konflikts in der Wiederherstellungsphase körperlich manifeste Symptome auftauchen, gehen die meisten Leute gerade in dieser Phase zum Arzt, weil sie weder verstehen, was mit ihnen passiert, noch die Notwendigkeit der Symptome begreifen. Die Schulmedizin pfuscht daher mit ihrer kurzsichtigen Symptomtherapie ziemlich oft in den Heilungsprozeß hinein und verlangsamt oder verhindert diesen auch oft, was dazu führt, daß der Verlauf des biologischen Programms beim nächsten Konflikt heftiger sein wird. Die Leute genesen daher nicht *wegen*, sondern *trotz* der „Therapie“.

Zum Verständnis ein kleines Beispiel: Stellen Sie sich vor, ein Mann würde zum ersten Mal in seinem Leben einen einzeln stehenden Baum sehen, der im Sommer in voller Blüte steht. Nachdem einige Monate vergangen sind, verfärben sich an diesem Baum im Herbst nach und nach die Blätter und fallen schließlich ab. Der Mann denkt sich, daß mit dem Baum irgend etwas nicht in Ordnung ist, denn wieso sollte er sonst all die schönen Blätter abwerfen. Er ist sich sicher, daß es etwas geben muß, um den kranken und sterbenden Baum zu heilen. Nachdem er den Baum genauer untersucht und dabei feststellt, daß sich überall an dem Baum Kleinstlebewesen und Bakterien befinden, glaubt er zu wissen, daß diese Mikroorganismen den Baum so geschädigt haben, daß dieser krank geworden ist. Also besprüht er den Baum in den nächsten Wochen und Monaten immer wieder mit giftigen Substanzen, die alle Kleinstlebewesen abtöten sollen. Und tatsächlich: Im nächsten Frühling sprießen überall an dem Baum wieder neue Blätter. Der Mann freut sich und ist sehr glücklich darüber, daß er aufgrund seiner überlegenen Intelligenz der Natur dabei helfen konnte, den Baum zu retten. Als im darauffolgenden Herbst der Baum erneut seine Blätter abwirft, vollzieht der Mann das gleiche Prozedere wie im Vorjahr und bespritzt den Baum erneut mit giftigen Substanzen, um in ein weiteres Mal zu heilen. Im nächsten Frühjahr bringt der Baum jedoch keine neuen Blätter hervor, sondern bleibt kahl. Der Mann wundert sich zunächst, ist sich aber nach reiflicher Überlegung sicher, daß der Baum bereits so krank war, daß er ihm selbst mit seinen giftigen Substanzen nicht mehr helfen konnte. Es war halt nichts mehr zu machen.

Genau wie der Mann in der Geschichte hat die heutige Medizin kein Verständnis dafür, daß im menschlichen Körper ebenso wie in der Natur ständig Prozesse ablaufen, die weder „bösartig“ sind, noch durch künstliche Eingriffe gestoppt oder verhindert werden müssen. Im Gegenteil, immer wenn der Mensch meint, er müsse die Natur verbessern oder sich anmaßt, der Natur helfen zu müssen, fangen die Probleme erst an. Wenn der Mann aus der Geschichte den natürlichen Prozeß verstehen würde, den der Baum durchläuft, dann wüßte er, daß es im Rahmen dieses Prozesses notwendig ist, daß der Baum seine Blätter verliert und den Winter über eine Ruhephase einlegt.

Auch würde er verstehen, daß der Baum in Symbiose mit zahlreichen Mikroorganismen lebt, und deren Abtötung auch dem Baum schadet.

Das gleiche Prinzip gilt auch für die Medizin. Doch anstatt zu verstehen, daß es auch im menschlichen Körper die verschiedensten natürlichen und vor allem sinnvollen biologischen Prozesse gibt, werden die meisten davon sofort unterbunden, unterbrochen und „korrigiert“, weil die Schulmedizin der festen Überzeugung ist, daß alle Menschen stets gewisse „Normalwerte“ aufweisen müssen. Und anstatt den Menschen als komplexen Organismus zu verstehen, der aufgrund verschiedenster Einflüsse auf seine Psyche, sein emotionales Befinden und sein Bewußtsein ständig flexibel reagieren und sich anpassen muß, wird er dennoch als mechanisches Konstrukt betrachtet, bei dem man wie bei einer Maschine lediglich die nicht mehr normal funktionierenden Teile betrachtet und diese symptomatisch behandelt.

Man könnte argumentieren, daß das Beispiel mit dem Baum unrealistisch ist, weil man ja im Vergleich mit anderen Bäumen und über längere Zeiträume hinweg erkennt, daß fast alle Bäume im Herbst ihre Blätter verlieren. Aber wenn den Menschen diese simplen natürlichen Zusammenhänge und Prozesse angeblich bewußt sind, dann frage ich mich, warum in ganz Deutschland im Herbst ganze Horden von städtischen Hilfsarbeitern losgeschickt werden, um mit lauten, stinkenden, benzinbetriebenen Geräten das überall auf Grünflächen und unter Bäumen liegende Laub zusammenzupusten und in Säcke zu verpacken, wo doch dieses Laub das Gras und viele Pflanzen im Winter vor Frost schützt und außerdem nach einiger Zeit wieder zu Erde zerfällt und den Bäumen und anderen Pflanzen dadurch wichtige Nährstoffe zugeführt werden. Man sollte also niemals die Ignoranz der Menschen gegenüber natürlichen Prozessen unterschätzen.

Der entscheidende Punkt ist: Sowohl in der Natur als auch beim Menschen ist es von größter Wichtigkeit, das Gesamtbild und den entsprechenden Kontext zu betrachten, anstatt Prozesse zu unterbrechen oder Symptome zu unterdrücken, die man nicht versteht.

3. Alle biologischen Programme werden von einem Gehirnbereich gesteuert, der über ihren Verlauf bestimmt.

Da Dr. Hamer herausfand, daß bestimmte Organe, Organteile und Gewebearten von bestimmten Gehirnbereichen gesteuert werden und entsprechend reagieren, konnte er daraus ableiten, wie der Verlauf eines biologischen Programms aussehen wird. Je nachdem, zu welchem Gehirnteil es eine Verbindung gibt, stellt sich der zweiphasige Verlauf anders dar:

Bei biologischen Programmen, die vom Stammhirn oder dem Kleinhirn (die zusammen das Althirn bilden) gesteuert werden, kommt es in der Konfliktphase zu Zellvermehrung, Tumorbildung und/oder Funktionssteigerung eines Organs, Organteils oder Gewebes, sowie Tumor- und Zellabbau in der Wiederherstellungsphase.

Bei biologischen Programmen, die vom Großhirn (Neuhirn) gesteuert werden, findet in der Konfliktphase Zellschwund, Ulzerierung (Geschwürbildung) und/oder eine Funktionsminderung des betroffenen Organs, Organteils oder Gewebes statt, während in der Wiederherstellungsphase eine Zellvermehrung zum Wiederaufbau des Gewebes auftritt (siehe nachfolgende Tabelle).

HIRNBEREICH	Sympathikotonie (Konfliktphase)	Vagotonie (Wiederherstellungsphase)
NEUHIRN Großhirnrinde Großhirnmarklager	Zellschwund, Ulzerierung oder Nekrosenbildung Funktionsminderung	Zellvermehrung und/oder Wiederaufbau der Ulzerierung oder Nekrosen z.T. durch Bakterien Funktionssteigerung
ALTHIRN Stammhirn Kleinhirn	Zellvermehrung Tumorbildung Funktionssteigerung	Tumor- und Zellabbau durch Mykobakterien (falls vorhanden), ansonsten Verkapselung Funktionsminderung

Da es diesbezüglich oft Mißverständnisse bei medizinischen Laien gibt, möchte ich besonders darauf hinweisen, daß es sich bei einem

„Geschwür“ (Ulzerierung) um einen *Abbau* von Zellgewebe handelt. Es gibt also keine „Krebszellen“ bei einem „Krebsgeschwür“, weil es sich ja um eine Reduzierung von Zellen handelt.

Es sollte nun verständlich sein, daß die Grundlagen und Prinzipien der Neuen Medizin nicht nur alle „Krebs“-Arten erfassen, sondern auch alle anderen sogenannten „Krankheiten“. Diese unterscheiden sich nicht von denjenigen „Erkrankungen“, die als „Krebs“ bezeichnet werden, da ihnen die gleichen Prinzipien und Mechanismen zugrunde liegen. Die Bezeichnung von biologischen Programmen mit bestimmten Krankheitsnamen sind lediglich künstliche Etiketten innerhalb des schulmedizinischen Konzepts. Doch Konzepte sind nicht die Realität.

Im Grunde genommen gibt es nur zwei Arten von „Erkrankungen“:

1. diejenigen, die in der Konfliktphase eine Zellvermehrung (oder Funktionssteigerung) aufweisen, und in der Wiederherstellungsphase einen Abbau des aufgebauten Gewebes (oder eine Funktionsminderung).

Und 2. diejenigen „Erkrankungen“, bei denen dies umgekehrt ist. Die Einteilung der Schulmedizin, die einige „Erkrankungen“ als „Krebs“ bezeichnet, und andere nicht, ist ziemlich willkürlich, da ja jede „Erkrankung“ stets die vorgenannten Kriterien erfüllt, vom Schnupfen bis zum Lungenkrebs.

Die Keimblätter und ihre Zuordnung zu den Gehirnteilen

Während der embryonalen Entwicklung des Menschen im Mutterleib teilt sich das heranwachsende Zellgebilde in drei sogenannte Keimblätter auf, aus denen sich im weiteren Verlauf die verschiedenen Anteile des Körpers herausbilden:

1. Das innere Keimblatt (Entoderm)
2. Das mittlere Keimblatt (Mesoderm)
3. Das äußere Keimblatt (Ektoderm)

Die Organe, Organteile oder Strukturen, die sich aus den drei Keimblättern entwickeln, werden von verschiedenen Anteilen des Gehirns gesteuert. Dabei ist zu beachten, daß die meisten Organe keine homogene oder einheitliche Struktur aufweisen, weshalb verschiedene Anteile oder Schichten eines Organs von unterschiedlichen Gehirnteilen gesteuert werden.

Inneres Keimblatt (Entoderm) wird gesteuert vom Stammhirn

Die Organe, die sich aus dem inneren Keimblatt entwickelt haben, sind zuständig für die grundlegenden Überlebensfunktionen des Menschen, also die Aufnahme, Verarbeitung und Ausscheidung von Nahrung, Wasser und Sauerstoff.

- Speicheldrüsen
- Ohrspeicheldrüsen
- Tränendrüsen
- Drüsengewebe der Mandeln (Tonsillen)
- unteres Drittel der Speiseröhrenschleimhaut
- Magen
- Darm
- Bauchspeicheldrüse (Pankreas)
- Lebergewebe (Leberparenchym)
- Schilddrüse

- Nebenschilddrüse
- Nierensammelrohre
- Nebennierenmark
- Teile der Blasenschleimhaut (Trigonum vesicae)
- Mittelohr
- Lungenbläschen (Alveolen)
- Eileiterschleimhaut
- Prostata
- Gebärmutterschleimhaut (Endometrium)
- Glatte Muskulatur (Magen- und Darmtrakt)

Mittleres Keimblatt (Mesoderm) unterteilt in Althirn-Mesoderm wird gesteuert vom Kleinhirn

Aus dem mittleren Keimblatt entwickeln sich die Strukturen im Körper, die eine Schutzfunktion aufweisen (Althirn-Mesoderm) und für Stabilität, Struktur, Stärke und Beweglichkeit zuständig sind (Neuhirn-Mesoderm).

- Lederhaut (Korium)
- Schweißdrüsen
- Talgdrüsen
- Milchdrüsen
- Herzbeutel (Perikard)
- Lungenfell, Brustfell, Rippenfell (Pleura)
- Bauchfell (Peritoneum)
- Gebärmuttermuskel (Myometrium)

und Neuhirn-Mesoderm wird gesteuert vom Großhirn-Marklager

- Skelett / Knochen
- Zähne (Zahnbein / Dentin)
- Knorpelgewebe
- Sehnen
- Bänder

- Bindegewebe
- Bandscheiben
- Lymphgefäße / Lymphknoten
- Blutgefäße
- Milz
- Quergestreifte Muskulatur
- Nierengewebe (Nierenparenchym)
- Nebennierenrinde
- Eierstöcke
- Hoden

Äußeres Keimblatt (Ektoderm) wird gesteuert von der Großhirnrinde

Aus dem äußeren Keimblatt entwickeln sich die Anteile des Körpers, die im weitesten Sinne etwas mit Kommunikation und Wahrnehmung zu tun haben sowie mit Abgrenzung gegenüber anderen.

- Oberhaut (Epidermis)
- Haare
- Zentrales Nervensystem
- Zahnschmelz
- Bindehaut des Auges
- Hornhaut des Auges
- Nasenschleimhaut
- Bronchialschleimhaut
- Mundschleimhaut
- Zunge
- obere zwei Drittel der Speiseröhrenschleimhaut
- Magenschleimhaut im Bereich der kleinen Kurvatur
- Zwölffingerdarmschleimhaut
- Leber-Gallengänge
- Bauchspeicheldrüsengänge
- Innere Auskleidung der Arterien
- Insulinproduzierende Zellen der Bauchspeicheldrüse
- Harnröhre
- Harnleiter

- Nierenbecken
- Blasenschleimhaut
- Rektumschleimhaut
- Gebärmuttermund- und Gebärmutterhalsschleimhaut
- Vaginalschleimhaut
- Tränendrüsenausführungsgänge
- Milchgänge

4. Alle Mikroorganismen haben eine sinnvolle Aufgabe innerhalb einer Symbiose mit dem Menschen.

Entsprechend der Zuordnung der Hirnteile zur speziellen Verlaufsform eines biologischen Programms, sind auch Mikroben in dieses System integriert. Entgegen der schulmedizinischen Theorie, daß Mikroben sogenannte „Infektionskrankheiten" hervorrufen können, haben Mikroorganismen in der Wiederherstellungsphase eines biologischen Programms eine sinnvolle Aufgabe durchzuführen.

Bei biologischen Programmen mit Zellvermehrung und Tumorbildung in der Konfliktphase bauen Mikroben diese Tumore in der Wiederherstellungsphase wieder ab; bei biologischen Programmen mit Zellschwund oder Ulzerierung in der Konfliktphase helfen Mikroorganismen, das ulzerierte oder abgebaute Gewebe wieder aufzubauen. Aus diesem Grund vermehren sich Mikroorganismen im Körper auch nur, wenn dies innerhalb eines biologischen Programms sinnvoll und notwendig ist. Und sie treten *ausschließlich* in der Wiederherstellungsphase auf.

Zusätzlich muß man verstehen, daß Bakterien an sich nicht gefährlich sind und keine Krankheiten auslösen. Es gibt zwar eine Reihe von Bakterien, die Toxine bilden können, jedoch tun sie dies ausschließlich in totem (nekrotischem) Gewebe. Bei Aufnahme von verdorbenen Lebensmitteln oder Wasser, in dem solche Toxine bereits enthalten sind, treten daher entsprechende Vergiftungserscheinungen auf, die jedoch nicht durch Bakterien verursacht werden, sondern von den Toxinen, deren eigentliche Aufgabe in der Zersetzung des nekrotischen Gewebes besteht.

Das Ziel oder der Zweck von Bakterien besteht nicht darin, dem Menschen zu schaden oder ihn gar zu töten. Es gibt keine „bösartigen" Bakterien. Alle sogenannten Infektionskrankheiten sind Wiederherstellungs-, Reparatur- und Heilungsphasen, die zwar (oft) von Bakterien ausgeführt werden, die jedoch keine „Krankheit" im kausalen Sinne verursachen, also keine krankmachenden „Erreger" sind, sondern sich nur bei denjenigen Menschen und an den Orten im Körper vermehren, an denen sie gerade sinnvoll gebraucht werden. Die Vermehrung der Bakterien ist nicht die Ursache der Symptome, sondern ihre notwendige Folge. Wir leben in Symbiose mit allen Mikroorganismen. In der Schulmedizin wird jedoch die Anwesenheit von Bakterien, die einen Zweck erfüllen, als kausale Ursache von Symptomen interpretiert, die der Körper selbst erzeugt, um sich zu heilen. Die Bakterien verrichten jedoch nur ihre Aufgabe, die in einer biologischen Reparatur besteht. Die Symptome sind nur dann heftig oder gefährlich, wenn schon vorher eine kritische biologische Situation bestanden hat. Nebenbei bemerkt ist es völlig irrelevant, ob ein Bakterium „mutiert" oder „neue Stämme" bildet oder womit auch immer die Nachrichten Ihnen Angst machen wollen. Der Sinn und Zweck der Bakterien bleibt der gleiche. Also lassen Sie sich nicht blenden, verunsichern oder ängstigen, wenn wieder einmal (wie es regelmäßig der Fall ist) ein Bakterium (oder Virus) in den Schlagzeilen der Boulevard-Presse als Sündenbock für bestimmte Krankheiten herhalten muß. Es ist immer viel Lärm um nichts. Wenn Bakterien oder Viren Krankheiten hervorrufen könnten und „ansteckend" wären, dann müßten sie die sogenannten Koch'schen Postulate der Schulmedizin erfüllen, was jedoch bei keinem einzigen Bakterium oder Virus der Fall ist. Die für viele Krankheiten verantwortlich gemachten Viren sind außerdem niemals nach wissenschaftlichen Methoden nachgewiesen, isoliert und fotografiert worden, sei es ein „Influenzavirus" oder auch „HIV"[1]. Ihre Existenz basiert lediglich auf einem Konsens, d.h. man hat sich darauf geeinigt, daß sie existieren. Sie gelten daher als „wissenschaftlich anerkannt", aber alle sogenannten „Nachweise" basieren lediglich auf indirekten Methoden, wie angeblichen „Antikörpern", aufgrund deren Anwesenheit man

---

[1] Alle Fakten und Hintergründe in: *Keine Angst vor HIV. Gib den Fakten eine Chance*, Edition Esoterick 2010, ISBN 978-3-936830-42-2

auf die Existenz von Viren schließt. Doch das ist genau so unwissenschaftlich, als würde ich behaupten, daß der Osterhase existiert, weil es Ostereier gibt. Es existiert keine einzige wissenschaftliche Arbeit, die schlüssig beweist, daß irgendein Mikroorganismus eine bestimmte Krankheit verursacht. Ein solcher Beweis kann auch in keinem Fall von staatlicher Seite erbracht werden, weshalb man von den zuständigen Behörden (z.B. dem Robert-Koch-Institut) nur Ausreden zu hören bekommt.

Die in der Wiederherstellungsphase ablaufenden Prozesse gehen in der Regel von alleine vorbei und müssen, wenn überhaupt, nur begleitend „behandelt" werden, obwohl eine bewußte und verstehende Beobachtung des Heilungsverlaufs wichtig ist, um eventuell auftretende Komplikationen zu erkennen und angemessen zu behandeln. Dabei ist es wichtig zu unterscheiden, welche auftretenden Symptome ein normales und zu erwartendes Geschehen sind, und welche ein Maß oder eine Verlaufsform angenommen haben, die sich ungünstig oder hinderlich auf die Heilung auswirken.

In einigen Fällen kann es notwendig sein, eine Operation durchzuführen, z.B. wenn ein Tumor in der Wiederherstellungsphase aufgrund von nicht vorhandenen Bakterien nicht abgebaut werden kann und er ein mechanisches Hindernis darstellt, das Probleme verursachen könnte, z.B. einen Darmverschluß (Ileus). Auch Nieren-, Eierstock- oder andere Zysten können ab einer bestimmten Größe Probleme bereiten, wenn sie auf umliegendes Gewebe Druck ausüben.

Die wichtigsten Maßnahmen bestehen darin, sich Zeit zu nehmen und Ruhe zu gönnen, um den Körper optimal bei der Heilung zu unterstützen. Das Bewußtsein, daß es sich bei den auftretenden Symptomen wie Fieber, Schwellung und Entzündung um Anzeichen der Wiederherstellung und Heilung handelt, läßt diese in einem anderen Licht erscheinen. Auch die in vielen Wiederherstellungsphasen auftretenden Schmerzen werden ganz anders empfunden, wenn man versteht, daß es sich dabei um Heilungsschmerzen handelt, die auftreten, weil im Körper etwas repariert und wiederhergestellt wird.

Die Einnahme von Medikamenten wie Schmerzmitteln während der Wiederherstellungsphase ist grundsätzlich legitim, um die auftretenden Symptome etwas abzumildern. Es sollte aber genau darauf geachtet werden, daß keine Medikamente (oder auch Naturpräparate) eingenommen werden, die die Wiederherstellung einschränken oder sogar verhindern. Absolut kontraindiziert sind Morphium oder Morphinderivate, denn diese wirken stark vagoton und können daher in der tiefsten Phase der Vagotonie tödlich sein. Morphium wirkt atemdepressiv, darmlähmend und außerdem so dämpfend und sedierend auf den Verstand, daß ein Patient die geistige und moralische Stärke verliert, die er benötigt, um die Heilungsphase durchzustehen. Die Verabreichung von Morphium mit der Argumentation, daß ein Patient nicht leiden soll, ist daher eine völlig unangebrachte und unsinnige Maßnahme, vor allem, da die Schmerzen nach dem Abklingen einer Morphiumdosis subjektiv stärker als vorher empfunden werden und daher die Dosis immer weiter erhöht werden muß, was schließlich zum sicheren Tod führt.

Die Anwendung sogenannter alternativer Heilmethoden wie Homoöpathie, Akupunktur oder anderer energetischer Methoden muß im Einzelfall abgewogen werden. Grundsätzlich gilt das gleiche Prinzip wie bei der Einnahme von Medikamenten: Eine Linderung oder Abmilderung von Schmerzen ist in Ordnung, solange die Heilungs- bzw. Wiederherstellungsphase nicht unterbrochen oder eingeschränkt wird. Die meisten Schwellungen beispielsweise, die in dieser Phase auftreten, sind wichtig und notwendig für den Wiederaufbau und die Heilung von Gewebe. Wenn man in dieser Phase die Gewebeschwellung zu stark unterdrückt, verhindert man lediglich die Wiederherstellung. Es ist daher enorm wichtig, sowohl die ablaufenden Prozesse als auch die Wirkung von bestimmten Medikamenten oder Behandlungsmethoden genau zu verstehen, um eine wirkliche Heilung zu erzielen.

Es ist interessant zu beobachten, daß viele Menschen, die eine Abneigung gegen chemische Präparate haben, dennoch gerne und häufig auf homöopathische Mittel oder Naturpräparate zurückgreifen, weil sie der Meinung sind, daß „natürliche" oder „pflanzliche" Sachen ja nicht schaden können. Viele Heilpraktiker sind diesbezüglich auch ebenso verschreibungsfreudig wie die Schulmediziner. Es ist die Meinung des Autors, daß dies in den meisten Fällen unnötig und kontraproduktiv ist, weil es den Heilungsprozeß verschleiert und viele Menschen auch glauben macht, ihr homöopathisches Mittel hätte ihnen geholfen, ihren Konflikt zu lösen oder ihre „Krankheit“ zu heilen. Doch die Symptome einer Heilungsphase zu unterdrücken oder zu beseitigen ist schulmedizinisches Denken, nur in diesem Fall auf einer anderen Ebene. Fakt ist, daß es sich bei homöopathischen Mitteln um energetisch hochwirksame Substanzen handelt, deren genaue Auswirkungen auf den Gesamtzustand des Menschen und die in einer Heilungsphase ablaufenden Prozesse nicht wirklich eingeschätzt und vorhergesagt werden können. Die vorgenannte Vorgehensweise zeig außerdem, daß selbst Menschen, die mit der Neuen Medizin vertraut sind, in vielen Fällen weiterhin glauben, daß sie irgendwelche Mittel brauchen, um zu heilen. Doch das ist ein Trugschluß, denn das biologische Programm in der Heilungsphase schafft das von ganz alleine und vor allem sehr effizient, wenn man es nicht behindert oder einschränkt.

Die Verwendung von Antibiotika ist nur in wenigen Fällen notwendig, beispielsweise wenn jemand gerade in einer insgesamt zu schlechten Verfassung ist, und die Heilungsphase aufgrund eines lange andauernden Konflikt abgemildert oder auch verschoben werden muß. Auch gibt es Zeiten im Leben, in denen die Umstände einfach ungünstig sind, und man sich nicht in Ruhe der Heilungsphase widmen kann.

Es ist enorm wichtig zu verstehen, daß die Bakterien dem Menschen nicht schaden oder ihn umbringen wollen, sondern einen sinnvollen Zweck erfüllen. Und auch wenn es dadurch zu Symptomen kommt, sind diese kein Zeichen von „Krankheit“, sondern von Heilung. Die Einnahme von Antibiotika unterbricht diesen Prozeß, aber nicht nur, weil es die vorhandenen Bakterien abtötet, sondern in erster Linie weil es sympathikoton wirkt und die vagotone Heilungsphase abmildert oder aufhebt. Subjektiv fühlt man sich zwar besser, aber es wird lediglich die effiziente Wiederherstellung unterbrochen, wodurch die Phase der Heilung zeitlich verlängert und erschwert wird. Die Schulmedizin denkt hier sehr kurzfristig, nach dem Prinzip: Schnell weg mit den „bösen“ Symptomen. Doch echte Heilung ist das nicht. Man muß man sich stets darüber im klaren sein, daß lediglich der Wiederherstellungsprozeß unterbrochen wurde. Und Symptomunterdrückung ist keine Heilung, vor allem nicht, wenn sie zu einer lebenslangen Abhängigkeit von pharmazeutischen Produkten führt, wie es in zahlreichen Fällen die Praxis ist.

> *„Ärzte geben Medikamente, von denen sie wenig wissen, in Menschenleiber, von denen sie noch weniger wissen, zur Behandlung von Krankheiten, von denen sie überhaupt nichts wissen.“*
>
> Voltaire

Wenn wir verstehen, daß Bakterien keine Feinde sind, die von außen eindringen, um uns „krank“ zu machen, und unser Körper daher auch nicht gegen sie kämpfen muß, und daß „Krebs“ nicht das Ergebnis willkürlich „entarteter“ und wild wuchernder „bösartiger“ Zellen ist, dann wird uns klar, daß das sogenannte „Immunsystem“ eine weitere unhaltbare und unsinnige Hypothese der Schulmedizin ist. Es heißt, wir werden „krank“, weil unser „Immunsystem“ geschwächt ist, aber das gleiche „Immunsystem“, das mit einer Handvoll Bakterien angeblich nicht fertig wird, schafft es andererseits, uns von ganz alleine zu heilen, wenn sich die Bakterien in unserem Körper bereits millionenfach vermehrt haben. Während des Zustands der angeblichen „Krankheit“ mobilisiert das „Immunsystem“ also „Abwehrkräfte“, die während des Zustands der Gesundheit offenbar nicht vorhanden waren. Logik der Schulmedizin eben.

5. Alle biologischen Programme erfüllen einen sinnvollen Zweck (Quintessenz).

Um es noch einmal zusammenzufassen und deutlich auf den Punkt zu bringen: Ich spreche hier nicht von einer vagen psychosomatischen Deutung mit „streßbedingten“ Ursachen. Obwohl Autoren wie Dr. Rüdiger Dahlke, Thorwald Detlefsen und Louise L. Hay in Amerika Wegbereiter einer ganzheitlichen Denkweise waren, die „Krankheiten“ nicht als sinnlose, zufällige oder von außen kommende Geschehnisse verstand, sondern ein Verständnis dafür entwickelt hatten, daß eine „Krankheit“ immer etwas mit dem Menschen und seiner aktuellen Lebenssituation zu tun hat, so handelte es sich dennoch um esoterisch-psychologische Ansätze, die keine biologisch-wissenschaftliche Basis aufwiesen.

Bei der Neuen Medizin hingegen handelt es sich um ein ganzheitliches, fundiertes und auf Naturgesetzen basierendes, überprüfbares und naturwissenschaftlich verifizierbares System, das den Hintergrund und Verlauf jeder Erkrankung exakt erklären kann: Aufgrund eines speziellen Konfliktschocks läuft in einem exakt zugeordneten Bereich des Gehirns ein genau definiertes biologisches Programm an, das ganz exakte Veränderungen in einem genau definierten Bereich des Körpers verursacht, die weder zufällig oder willkürlich, noch „genetisch bedingt“ sind, sondern einen ganz speziellen und sinnvollen Zweck und Hintergrund aufweisen. Ein biologisches Programm läuft exakt so lange, bis der Konflikt gelöst ist, wonach die Wiederherstellungsphase einsetzt, in der die biologischen Bedingungen wieder in den Normalzustand gebracht werden, und alle Schäden bzw. Veränderungen, die aufgrund einer längeren Dauer des biologischen Programms aufgetreten sind, wieder repariert bzw. vom Körper selbst geheilt werden.

Je länger ein biologisches Programm läuft, desto eher wird es bemerkt werden und Symptome produzieren, die man bislang als „Krankheit“ bezeichnet hat, weil man den Zusammenhang und das Gesamtbild nicht verstanden hat.

Es ist wichtig zu verstehen, daß zur Heilung von „Krebs“ oder anderen „Krankheiten“ keinerlei „Mittel“ irgendwelcher Art notwendig sind, weder irgendein spezielles Vitamin noch andere Substanzen, die in alternativen Kreisen als angeblich „krebsheilend“ gelten. Wenn man weiß, daß sich ein Patient in einer Heilungsphase befindet, dann kann man so ziemlich jede Substanz als „Heilmittel“ verordnen und später behaupten, genau dieses Mittel habe zur Heilung geführt, obwohl es keinerlei Einfluß auf die Wiederherstellung hatte.

Dr. Hamer gibt noch ein 5. Naturgesetz an, von ihm auch die Quintessenz genannt. Dabei handelt es sich um den eigentlichen Kernpunkt der Neuen Medizin, der erklärt, warum es überhaupt biologische Programme gibt und warum sie nach den zuvor erwähnten Gesetzmäßigkeiten ablaufen. Was wir in Unkenntnis dieser Gesetze „Krankheiten" nennen, sind keine Fehler oder Schwachstellen der Natur, sondern biologische Programme und sinnvolle Geschehnisse, die einen speziellen Zweck erfüllen.

Doch das ist nur die eine Seite der biologischen Medaille. Ebenso wie alle biologischen Programme kurzfristig zur Kompensation oder Lösung einer biologischen Bedürfnissituation dienen, und das was wir gemeinhin als „Krankheit" bezeichnen, in der Regel Reparatur- und Wiederherstellungsprozesse sind, so führen doch die auf Dauer ungelösten Konflikte dazu, daß die entsprechenden Individuen von der Natur auf einer biologischen Ebene aussortiert werden, entweder durch Kachexie und Tod, oder durch Abbau und Degeneration von Organen oder biologischen Strukturen.

Der Sinn eines jeden biologischen Programms beschränkt sich also nicht auf das Individuum, sondern kann auch für eine Gruppe (Rudel, Herde, Spezies) gelten. Das ist keine ideologische Aussage oder Formulierung, sondern die zwingende und logische Konsequenz aus den biologischen Naturgesetzen. Und biologische Tatsachen sind überall in der Natur beobachtbar.

> *„Die Natur versteht gar keinen Spaß, sie ist immer wahr, immer ernst, immer strenge; sie hat immer recht, und die Fehler und Irrtümer sind immer die des Menschen!"*
>
> Johann Wolfgang von Goethe

„Krebs“

Jedes Jahr sterben ungefähr 200.000 Menschen an „Krebs“. Das sind über 500 Menschen täglich. „Krebs“ ist nach den Herz- und Kreislauferkrankungen mit ungefähr 25% die zweithäufigste Todesursache. In medizinischen Büchern findet man endlose Klassifizierungen und Einteilungen von „entarteten“ Zellen, aber die Schulmedizin hat immer noch keine Ahnung, *warum* „Krebs“ entsteht und wartet lediglich mit statistischen Wahrscheinlichkeiten und vagen Vermutungen auf.

Die konservative Behandlung von „Krebs“ besteht in der Regel aus chirurgischem Eingriff, Strahlen- und Chemotherapie. Schulmedizinische Argumentationen, daß die Chemotherapie effektiver geworden wäre bzw. dadurch eine größere Heilungschance bestehen würde, sind sowohl darauf zurückzuführen, daß in vielen Fällen die Dosierung herabgesetzt wurde (also einfach weniger Giftstoffe zugeführt werden), als auch darauf, daß mittlerweile auch bei kleinen und harmlosen Geschehen „vorsichtshalber“ ein oder zwei Zyklen Chemotherapie angesetzt werden. Daher erscheinen in den auf diese Weise beschönigten Statistiken scheinbar immer mehr „Überlebende“.

Wie viele Menschen kennen Sie, die mit der Diagnose „Krebs“ ins Krankenhaus gekommen sind und geheilt entlassen wurden? Und wie viele Menschen kennen Sie, die mit der gleichen Diagnose ins Krankenhaus gekommen sind und dann einige Zeit später verstorben sind? Fragen Sie ruhig mal in Ihrem Freundes- und Bekanntenkreis herum und vergleichen Sie die Antworten mit Ihren eigenen Erfahrungen. Eine Umfrage des Autors ergab, daß der erste Fall kaum vorkommt und der zweite die Regel ist.

Wenn man nun diejenigen Fälle genauer betrachtet, in denen jemand angeblich mit Chemotherapie von „Krebs“ geheilt wurde, und bei denen die Schulmedizin sich auch die größten „Erfolge“ in ihren Statistiken verbucht, so handelt es sich dabei fast ausnahmslos um biologische Programme in der Wiederherstellungsphase, die als „Krebs“

fehldiagnostiziert wurden, z.B. „Lymphdrüsenkrebs“ (Hodgkin- und Non-Hodgkin-Lymphome), Leukämie, sowie Karzinome von Hoden, Gebärmutterhals, Eierstock oder Blase – Alles Fälle von „geheilt trotz Therapie“.

> *„Die Analyse der bis heute durchgeführten wissenschaftlichen Studien mündet in dem ernüchternden Schluß, daß bei den meisten Organkrebsen keinerlei Belege dafür existieren, daß die Chemotherapie die Lebenserwartung verlängert oder die Lebensqualität verbessert. Dies läßt die Schlußfolgerung zu, daß sich die Anwendung der Chemotherapie als Fehlschlag erwiesen hat. “*
>
> Prof. Dr. Dr. Ulrich Abel
> Krebsforschungszentrum Heidelberg

Nun stelle man sich vor, ein Arzt würde herausfinden, warum und unter welchen Umständen „Krebs“ entsteht und wie man ihn in fast allen Fällen heilen kann. Müßte dieser Arzt nicht den Nobelpreis für Medizin erhalten? Müßte man ihm nicht dankbar sein und seine Entdeckung mit aller Gründlichkeit studieren, um unzähligen Menschen unnötige verstümmelnde Operationen, belastende Strahlen- und Chemotherapien, lange Zeiten des Leidens und häufig auch den Tod zu ersparen? – Müßte man, ja. Aber die Realität sieht anders aus.

Seit Dr. Hamer im Jahre 1981 die Neue Medizin zunächst im Kreis seiner Kollegen und später auch überregional im Fernsehen vorstellte, wurde er für einen Spinner gehalten, verlor seine Arbeit, wurde systematisch in den Medien diffamiert, bekam seine Approbation entzogen und wurde sogar wegen „unberechtigter Ausübung des Arztberufes“ ins Gefängnis gesteckt, weil er Patienten kostenlos über die Neue Medizin beraten hatte! Obwohl Dr. Hamer offen anbot, seine Entdeckung jederzeit einer wissenschaftlichen Prüfung an beliebigen Fällen zu unterziehen und auch eine offizielle Habilitation einreichte, wurden, zumindest in Deutschland, keinerlei Anstrengungen unternommen, die Neue Medizin offiziell zu überprüfen. Statt dessen mußten sich Dr. Hamer und andere Instanzen, die ihn unterstützen wollten, mit pseudo-juristischem Geschwätz einlullen lassen, warum dies nicht möglich sei.

Man stelle sich vor: In Deutschland wird die Möglichkeit einer medizinischen Sensation, nämlich die Ursache und Heilung von Krebs, aufgrund von juristischen Ausreden nicht einmal überprüft, geschweige denn genutzt! Die langjährige Korrespondenz und die Aussagen verschiedener Universitäten und Gerichtsinstanzen lassen jedoch klar erkennen, daß das medizinische Establishment die Anerkennung und Überprüfung der Neuen Medizin bewußt und systematisch verhindert und unterdrückt: Einerseits würde ein riesiges Gebäude von Machtstrukturen, Profit und Abhängigkeiten in sich zusammenbrechen, und andererseits würden unzählige Egos in ihrem Stolz und Hochmut verletzt werden. Die Schulmedizin müßte nämlich eingestehen, daß sie in fast allen Bereichen mit ihren Theorien und Hypothesen falsch liegt, insbesondere bei Krebserkrankungen. Fakt ist, daß die Schulmedizin keine einzige Ursache keiner einzigen Erkrankung kennt und exakt bestimmen kann.

In der Neuen Medizin hingegen kann bei jeder Erkrankung genau auf einen vorher stattgefundenen Konfliktschock geschlossen werden, der sich leicht überprüfen läßt. Es ist auch noch kein einziger Fall aufgetaucht, bei dem dies nicht zugetroffen wäre, weshalb auch noch niemand die Neue Medizin widerlegen bzw. falsifizieren konnte.

Es existieren mittlerweile über 30 Gutachten von ausländischen Universitäten und verschiedenen Professoren[2], aber in Deutschland weigern sich nach wie vor alle Instanzen, die Neue Medizin zu überprüfen, da dem medizinischen Establishment selbstredend klar ist, daß sie jeder Überprüfung standhalten würde.

> *„Ja, in der Schulmedizin weiß man über Krebs quasi nichts!“ „Wir wollen gar nicht wissen, ob der Dr. Hamer recht hat!“ „Nein, wir wollen es nicht wissen. Und ich werde immer und immer gegen Dr. Hamer stimmen, egal was er schreibt.“*
>
> Prof. Dr. K. Voigt
> Dekan der Medizinischen Fakultät Universität Tübingen

---

[2] z.B. von Prof. Dr. Hans-Ulrich Niemitz, verfügbar über http://www.germanischeneuemedizin.de/downloads/20030818gutachten.pdf

„Auch ist es ethisch unverantwortlich und völlig ausgeschlossen, daß die Schulmedizin beziehungsweise unsere Gesellschaft der Neuen Medizin Raum gibt, um z.B. im Rahmen einer klinischen Therapiestudie diese zu überprüfen beziehungsweise zu verifizieren (oder zu widerlegen).“

Prof. Dr. Gernot Rassner, Medizinische Fakultät Tübingen

Um die Neue Medizin zu überprüfen und zu verifizieren, wäre lediglich eine intensive Anamneseerhebung zusammen mit dem Patienten und evtl. eine computertomographische Aufnahme des Schädels nötig. Mehr nicht. Und das ist „ethisch unverantwortlich“? – Aber jedes Jahr 200.000 Menschen systematisch zu vergiften – als reine Verzweiflungstat in der Hoffnung, daß es irgendwas bringt – und elendig sterben zu lassen – obwohl die Schulmedizin nach eigener Aussage nicht die geringste Ahnung hat, was „Krebs“ ist – das ist ethisch verantwortlich?

Die Behandlung von Krankheiten, deren Ursache unbekannt ist, hat (laut einem Urteil vom Bundesgerichtshof) einen experimentellen Charakter, d.h. die Patienten sind lediglich Versuchskaninchen in einem großangelegten menschenverachtenden Experiment. Die Neue Medizin ist dem medizinischen Establishment seit 30 Jahren bekannt. Multiplizieren wir diese Zahl mit der Anzahl der Krebspatienten, die jährlich mit Chemotherapie vergiftet werden, dann kommen wir auf 6 Millionen Menschen bislang. Eine bekannte Zahl in der deutschen Geschichte. Eine weitere makabre Parallele ist die Tatsache, daß die sogenannten Zytostatika aus einem im ersten Weltkrieg verwendeten Giftgas (Senfgas) entwickelt wurden. Und ebenso wie Senfgas ist jedes Zytostatikum ein Gift, und nicht zum Heilen geeignet. Von einer Chemo*therapie* zu sprechen ist zynisch und menschenverachtend. Daß aber jeder dieser zu Tode „behandelten“ Menschen vorher noch Hunderttausende von Euro Verdienst für das medizinische System beinhaltet, sollte zu denken geben. Wem nützt es?

Das Problem ist, daß die Schulmedizin dem Staat gegenüber nicht beweispflichtig ist. Wenn etwas innerhalb des schulmedizinischen Systems als „anerkannt gilt“, wird es zur juristischen Wahrheit, und alle Fakten, die dagegen sprechen, werden systematisch ignoriert. Das medizinische Establishment wird vom Staat nicht nur geschützt, sondern auch aktiv unterstützt, denn sämtliche Gesundheitsbehörden arbeiten und argumentieren nicht auf der Basis von Fakten, sondern auf einem gemeinschaftlichen medizinischen „Konsens", der Hypothesen einfach zu Wahrheiten erklärt. Ein echter Rechtsstaat, dessen medizinisches System auf überprüfbaren Tatsachen beruhen würde, hätte die Neue Medizin überprüft und verifiziert, so daß sie die Grundlage für ein echtes Gesundheitssystem bilden könnte, dessen einziges Interesse darin besteht, Menschen zu helfen und zu heilen, anstatt sie krank zu machen und Geld an ihnen zu verdienen.

Die Schulmedizin ist „fortschrittlich" und „modern" in dem Sinne, daß sie sich von einer ganzheitlichen und natürlichen Betrachtung des Menschen hin zu einer technisierten und unpersönlichen Medizin entwickelt hat. Diagnostik und spezielle Untersuchungsmethoden sind im Laufe der Zeit immer präziser und exakter geworden, so daß die Abläufe und Gegebenheiten im menschlichen Körper sehr genau dargestellt und beleuchtet werden können. Doch das ist nur das WIE. Die Schulmedizin liefert jedoch (außer unzähligen Hypothesen) keine Antworten auf das WARUM, weil sie die biologischen Grundlagen des Menschseins an sich ignoriert und sich nur auf technische Abläufe konzentriert. Sie sieht nicht den Menschen eingebettet in sein persönliches Leben und Umfeld, sondern nur den funktionalen Körper als Maschine. Darüber hinaus erhält sie ein veraltetes und einseitiges Weltbild und Verständnis der Natur aufrecht, in dem der Mensch und die Natur Feinde sind. Jede Abweichung von der „Norm" wird daher als „Krankheit" betrachtet, die oft von „bösartigen" Mikroben oder Krebszellen ausgelöst wird, die es zu bekämpfen und zu vernichten gilt.

Die Fakten, die für die Neue Medizin sprechen, sind nach wissenschaftlichen Maßstäben eigentlich nicht zu leugnen. Betrachten wir einmal die Grundlagen einer echten wissenschaftlichen Lehre:

1. Beobachtung, Zusammenstellung von Daten und Fakten (Empirie)
2. Aufstellung einer Hypothese

3. Überprüfbarkeit der Hypothese durch wiederholte Beobachtung und Experiment (Verifikation)
4. Überprüfung der Widerlegbarkeit (Falsifikation)
5. Aufstellung einer Theorie, die widerspruchslos ist, und durch Prognostizierbarkeit und Reproduzierbarkeit gekennzeichnet ist

Gemäß diesen Kriterien ist die Neue Medizin eine Naturwissenschaft, da sie alle Punkte erfüllt und jederzeit an jedem Menschen reproduzierbar ist. Die Schulmedizin jedoch verbleibt im Bereich der nicht verifizierbaren oder falsifizierbaren Hypothesen. Keine ihrer Theorien ist widerspruchslos oder reproduzierbar. Alles ist vage und daher auch nicht prognostizierbar.

Dr. Hamer erwähnt in einem seiner Bücher, daß er Teile des Verständnisses der Neuen Medizin im Traum hatte, was man ihm natürlich negativ auszulegen versucht. Doch eigentlich ist es irrelevant, woher bestimmte Ideen stammen, solange die Informationen korrekt sind. Eine Information im Traum zu erhalten bedeutet lediglich, daß derjenige, der den Traum hat, auch sein Unterbewußtsein in seine Bemühungen oder seine Suche nach neuen Erkenntnissen mit einbezieht. Auch Nils Bohr hat das Atommodell zuerst in einem Traum gesehen, bevor er dafür den Nobelpreis erhielt.

Um die Neue Medizin zu verstehen, ist ein völliges Umdenken bezüglich der Natur dessen erforderlich, was in der Schulmedizin als „Krankheit“ bezeichnet wird. In der Schulmedizin, die in ihren Grundstrukturen übrigens am judäo-christlichen Naturverständnis angelehnt ist, in welcher der Mensch im Kampf mit der Natur steht, gibt es „böse“ Mikroben und „bösartige“ Zellen, die von den „guten“ Ärzten mit Medikamenten, Giften und tödlicher Strahlung bekämpft und vernichtet werden müssen. Die Analogie zur Vorstellung von Dämonen, die von den Priestern mit einem Exorzismus ausgetrieben werden müssen, liegt für mich auf der Hand. Doch ebenso wie sich die meisten Menschen im Laufe der Zeit vom Glauben an Dämonen und der Notwendigkeit von Priestern befreit haben, die sie von ihren „Dämonen“ befreien oder von ihren „Sünden“ erlösen müssen, wird es in der Zukunft notwendig sein, auch den Glauben an „böse“ Bakterien als Feinde des Menschen und die Notwendigkeit der Vergiftung des Körpers zur Bekämpfung dieser Bakterien abzulegen.

Auch das Herausschneiden von „Krebs“ und das anschließende Vergiftungsprozedere mit Chemo- und Strahlentherapie muß als unnötig und kontraproduktiv erkannt und als „Therapie“ verworfen werden. Die rückständige und begrenzte Vorstellung, daß „Krebs“ grundsätzlich etwas Bösartiges ist, führt in der konservativen „Therapie“ der Schulmedizin zur massiven Schädigung des gesamten Organismus. „Krebs“ ist lediglich ein Etikett für ein Geschehen, das die Medizin bis heute nicht versteht. „Krebs“ ist nichts weiter als eine Veränderung bestimmter Zellen in bestimmten Organen oder Organteilen. Bis zur Entdeckung der Neuen Medizin hat niemand daran gedacht, daß es für diese Prozesse einen *sinnvollen* Grund geben könnte. Und vor allem wußte vorher niemand, *warum* „Krebs“ entsteht und welche Funktion er hat. Die Neue Medizin kann dies erklären. Und zwar in 100% der Fälle.

Wenn jemand tatsächlich ein „Mittel gegen Krebs“ finden würde, bekäme er wahrscheinlich den Nobelpreis verliehen, weil sich dieses „Mittel“ im Einklang mit der bisherigen Theorie befinden würde, daß „Krebs“ etwas „Bösartiges“ ist, das man nur schnell vernichten muß. Aber wenn jemand herausfindet, was „Krebs“ überhaupt ist, und daß man gar keine „Mittel“ dagegen braucht, sondern nur den Hintergrund verstehen muß, dann wird dem mit enormen Widerstand und geradezu aggressiver Ablehnung begegnet, weil sowohl die Menschen als auch das gesamte medizinische System zum Umdenken gezwungen wären. Und das möchte offenbar niemand, denn was nicht sein darf, kann auch nicht sein.

Sogenannte „krebserregende Substanzen“

Was hat man im Laufe der Zeit nicht alles als „krebserregend“ etikettiert. Wir dürften ja nichts mehr essen, das Haus nicht mehr verlassen, kein Leitungswasser und vor allem keinen Alkohol mehr trinken, keine Kleidung mehr tragen, nicht mehr mobil telefonieren, keine Musik mit Kopfhörern hören, kein Licht an unsere Haut lassen und 1.000 andere Dinge nicht mehr tun, um zu vermeiden, irgendwann „Krebs“ zu bekommen. Daß es hier keine eindeutigen Fakten gibt, liegt daran, daß die Schulmedizin, entgegen landläufiger Meinung, keine Wissenschaft ist. Das gegenwärtige medizinische Paradigma ist nichts weiter als ein Modell, auf das sich alle Beteiligten geeinigt haben. Dieses Modell basiert auf Theorien, Hypothesen, Wahrscheinlichkeiten und natürlich jeder Menge Statistiken und Studien, die gerne so manipuliert und gefälscht werden, daß sie ins gewünschte Bild passen.

Medizinische Studien sind Schlußfolgerungen aufgrund von Gemeinsamkeiten, die man bei den Teilnehmern einer Studie feststellt. Haben 63% einer Gruppe von Patienten mit Magenkrebs regelmäßig Bier getrunken, so wird gefolgert, daß Bier Magenkrebs verursachen kann. Da keine einzige medizinische Studie jemals zu einem 100%igen Ergebnis kommt, formuliert man es meistens so, daß bestimmte Stoffe bestimmte Krebsarten „begünstigen“. Das entscheidende Wort, das ausgelassen wird, heißt „scheinbar“, denn in jeder Studie begünstigen bestimmte Stoffe *nur scheinbar* bestimmte Krebsarten. Die Schlußfolgerungen aller medizinischen Studien sind wissenschaftlich gesehen allesamt unzulässig, weil es sich stets nur um Korrelationen (Wechselbeziehung zwischen statistischen Variablen) handelt, aus denen Kausalitäten (Zusammenhänge zwischen Ursache und Wirkung) gemacht werden. In Wirklichkeit handelt es sich um den verzweifelten Versuch, irgendeine Substanz zu finden, die man für „Krebs“ verantwortlich machen kann.

Selbst wenn es gelänge, in einer Studie eine 100%ige Korrelation zwischen zwei Variablen nachzuweisen, dann ist die Schlußfolgerung, daß es sich dabei um eine Kausalität handelt, dennoch nicht unbedingt korrekt. Die Folgerung, daß die Feuerwehr Brände auslöst, weil in einer Studie in 100% der Fälle die Feuerwehr bei einem Brand zugegen ist, ist offensichtlich unzulässig. Die gleiche inkorrekte Folgerung wird jedoch von der Schulmedizin bei der Anwesenheit von Bakterien bei bestimmten „Krankheiten“ gemacht.

Eine andere Variante zur Bestimmung von „krebserregenden“ Substanzen sind Tierversuche, bei denen eine bestimmte Tierart so lange mit unglaublich hohen Konzentrationen von bestimmten Substanzen traktiert und vergiftet wird, bis es irgendeine „krankhafte“ Reaktion gibt, damit man den Stoff als „krebserregend“ bezeichnen kann.

Es ist noch niemandem gelungen, am Gehirn vorbei direkt an einem Organ „Krebs“ hervorzurufen. Das liegt daran, daß Strahlung, Gifte und andere Substanzen keinen „Krebs“ auslösen, sondern nur Gewebe zerstören können. Erst wenn man bestimmte Versuchstiere so lange quält und foltert, daß sie einen Konfliktschock erleiden, läuft ein vom Gehirn gesteuertes biologisches Programm an, welches dann als Reaktion auf die jeweilige Substanz interpretiert wird, weil sich die „Wissenschaftler“, die diese Versuche durchführen, offenbar nicht vorstellen können, daß ihre Versuchstiere genau wie Menschen reagieren und die furchtbare Angst, die sie erleiden, im Zusammenhang mit den auftretenden körperlichen Reaktionen steht.

„Metastasen“

Die schulmedizinische Annahme, daß Tumore vom ursprünglichen Ort ihrer Entstehung aus „wandern“ oder „streuen“ und an einem anderen Organ sogenannte „Tochtergeschwülste“ bzw. „Metastasen“ bilden können, basiert gleich auf zwei unbewiesenen und nicht haltbaren Hypothesen. Die erste besteht im Glauben, daß „Krebs“ einfach nur eine willkürliche und bösartige „Entartung“ von Zellen ist, deren einziges Ziel in der Infiltration und Zerstörung des ganzen Körpers besteht. Diese Hypothese wird durch die biologischen Naturgesetze der Neuen Medizin entkräftet, da es nachweislich und in jedem beliebigen Fall überprüfbar ist, daß „Krebs“ ein biologisches Programm ist, welches einen bestimmten sinnvollen Zweck in einem bestimmten Bereich des Körpers erfüllt und keineswegs zufällig, willkürlich, unkontrolliert oder bösartig ist. Abgesehen davon, daß noch niemals irgend jemand Krebszellen im Blut nachgewiesen hat, müßten diese durch das Blut (oder das Lymphsystem) wandernden Krebszellen auf ihrer Reise in das andere Organ ihre Gewebeart ändern, da die sogenannten „Metastasen“ auch histologisch (gewebetechnisch) in den meisten Fällen einen völlig anderen Gewebetyp aufweisen, was uns zur Widerlegung der zweiten schulmedizinischen

Hypothese führt: Die Annahme, daß beispielsweise eine Darmzelle durch das Blut in die Leber gelangt, sich dort irgendwie festsetzt und weiter wächst, ist erwiesenermaßen unsinnig, ebenso wie die Annahme einer Metamorphose der Zelle in die Gewebeart des Organs, das sie dann befallen wird.

Besonders unlogisch ist die Metastasentheorie bei denjenigen biologischen Programmen, bei denen eine Ulzerierung, also ein Zellabbau stattfindet. In diesem Fall sind ja überhaupt keine „Krebszellen" vorhanden, die irgendwo hin wandern könnten, weil ja Gewebe abgebaut wird. Dennoch glaubt die Schulmedizin in ihrer dogmatischen Sichtweise, daß diese nicht existenten Zellen in ein anderes Organ wandern können, um dort auf wundersame Weise auf einmal einen Tumor zu bilden und neues Gewebe aufzubauen.

Betrachtet man jeden „Krebs" als separates Geschehen und mit einem eigenen auslösenden Konflikt, wird schnell klar, warum bestimmte Krebsarten häufig bestimmte Zweitgeschehen zur Folge haben. Ein Magen- oder Darmkarzinom führt oft zu einem nachfolgend entstehenden Leberkarzinom, weil diese beiden Krebsarten oftmals einen Verhungerungskonflikt zur Folge haben, der die Leber kompensatorisch anschwellen läßt, um die verbleibenden Nährstoffe effizienter verarbeiten zu können. Das Lungenrundherdkarzinom ist deshalb ein häufiges Zweitkarzinom, weil die Diagnose „Krebs", insbesondere wenn sie einem Patienten von einem unsensiblen Arzt ohne Einfühlungsvermögen überbracht wird, sehr oft zu einem Todesangstkonflikt führt, aufgrund dessen sich die Lungenbläschen zunächst erweitern, um dem in Todesangst befindlichen Menschen mehr Sauerstoff zur Verfügung zu stellen, und nach einiger Zeit auch ein Zellwachstum der Lungenbläschen zur Folge haben, wenn der Konflikt nicht gelöst wird. Ein Zweitgeschehen in Form von Knochenkrebs wird in denjenigen Fällen häufig ausgelöst, in denen der Patient aufgrund der Lokalisation oder Bedeutung des ersten Krebsgeschehens einen Selbstwertkonflikt erleidet, z.B. im Rippenbereich bei Frauen mit Brustkrebs, bei denen die Brust amputiert werden soll.

Eine genaue und einfühlsame Befragung wird in jedem Fall zutage fördern, wie ein Patient emotional mit einer bestimmten Erkrankung umgeht bzw. ob er aufgrund einer Diagnose einen weiteren Konfliktschock erlitten hat, der ein zweites Geschehen auf den Plan gerufen hat.

Sogenannte chronische Krankheiten

Es gibt grundsätzlich 4 Möglichkeiten, wie es zum Phänomen der sogenannten „chronischen Krankheit" kommen kann:

1. Eine Person erleidet immer wieder den gleichen Konfliktschock mit Wiederherstellungsphase nach erfolgter Konfliktlösung.

In diesem Fall müßte man herauszufinden versuchen, warum eine bestimmte Person regelmäßig den gleichen Konfliktschock erlebt. Denkbar sind unter anderem bestimmte Lebensumstände oder ein spezielles soziales Milieu, aber auch eine charakterliche Disposition für bestimmte Themen und Einflüsse. Es gibt durchaus gewisse Typen von Menschen, die für spezielle Konflikte empfänglich sind.

2. Eine Person erleidet regelmäßig aufgrund eines Schlüsselreizes (Erinnerungssituation z.B. durch Geruch, Geräusch, Geschmack, etc.) ein erneutes Wiedererleben eines in der Vergangenheit erfolgten Konfliktschocks, obwohl kein neuer Konfliktschock vorliegt. Daher tritt diese Person unmittelbar nach Erleben des Schlüsselreizes in die Wiederherstellungsphase. Man nennt dies auch eine Schiene. Nach diesem Prinzip funktionieren auch Allergien.

Man könnte in diesem Fall von einer Art Prägung sprechen, da viele Konflikte, die wir in unserem Leben erleiden, mit unseren Erfahrungen in der Kindheit, insbesondere mit den Eltern, aber auch mit sozialen Einflüssen zu tun haben. Da es sich nicht nur um psychologische Prägungen, sondern um emotionale Muster und Reaktionen handelt, die uns bereits seit unserer Kindheit begleiten, ist es erfahrungsgemäß nicht einfach, diese Schienen aufzulösen. Es reicht daher nicht, diese Themen auf intellektueller Ebene zu durchdenken, sondern um die Programmierung aufzuheben, die ausgelöst wird, wenn jemand „auf den entsprechenden Knopf drückt", müssen zur

Auflösung Systeme und Methoden verwendet werden, die gezielt auf die emotionalen Muster einwirken können. Ein vielversprechender Ansatz besteht in der Aufhebung der Muster auf einer energetischen Ebene, wobei sich sowohl verschiedene Arten von Regressionstherapien, als auch das sogenannte EFT (Emotional Freedom Techniques) in vielen Fällen als sehr effektiv und vor allem dauerhaft wirkend erwiesen haben.[3]

3. Die Wiederherstellungsphase nach erfolgter Konfliktlösung wird immer wieder unterbrochen, z.B. durch schulmedizinische Behandlung mit Antibiotika. In diesem Fall setzt die Wiederherstellungsphase jedesmal erneut ein, sobald die unterdrückende „Behandlung" beendet wird. Eine andere Möglichkeit der Unterbrechung der Wiederherstellungsphase besteht im erneuten Auftreten des Konflikts, bevor diese abgeschlossen ist. Dies wird auch hängende Heilung genannt.

4. Die Symptome der Wiederherstellungsphase lösen immer wieder einen Konfliktschock aus, der zu einem Teufelskreis wird, weil jede neue Heilungsphase stets zu einem neuen Konfliktschock führt.

Der durch diesen Mechanismus entstehende Teufelskreis kann nur durchbrochen werden, wenn man sich der zugrundeliegenden Wirkungsweise des ablaufenden biologischen Programms wirklich bewußt ist, was dazu führt, daß die Heilungsphase auch als solche erkannt und wahrgenommen wird, wodurch man sich in die Position einer wissenden Gelassenheit begibt und daher kein neuer Konfliktschock entsteht.

Die Unsinnigkeit von Vorsorgeuntersuchungen

Das Prinzip der modernen Präventivmedizin läßt sich in der bekannten Formulierung zusammenfassen: Wer sich für gesund hält, ist nur noch nicht gründlich genug untersucht worden. So wundert es auch nicht, daß mit fortschreitender Genauigkeit in der Diagnostik immer schneller und leichter etwas gefunden wird, das von irgendeiner

---

[3] Alles über EFT in deutscher Sprache einschließlich eines kostenlosen Handbuchs zur Selbstbehandlung finden Sie unter www.eft-info.com

„Norm“ abweicht und als „krankhaft“ interpretiert wird. Doch da alle Menschen hin und wieder Konflikte im Leben haben und diese auch wieder lösen, laufen natürlich auch regelmäßig biologische Programme im Körper ab, von denen wir nichts mitbekommen und die von der Medizin als „Krebs“ diagnostiziert würden (was jeder Pathologe bestätigen kann). Dies wird jedoch normalerweise nicht bemerkt, weil der Körper das von ganz alleine regelt. Die Wahrscheinlichkeit ist jedoch sehr hoch, daß irgendeines dieser harmlosen und nützlichen Programme entdeckt wird, wenn wir regelmäßig zu allen möglichen Vorsorgeuntersuchungen laufen und uns bis in die letzten Winkel untersuchen, abtasten und sondieren lassen. Die Argumentation der Medizin lautet auf „Früherkennung“. Da die Schulmedizin sich wie in allen Bereichen sehr genau mit dem WIE beschäftigt, ohne dabei das WARUM zu kennen, wird alles ganz genau in „Stadien“ und Verlaufsformen eingeteilt. Es ist jedoch völlig unerheblich, in welchem „Stadium“ sich ein biologischer Prozeß befindet, er kann jederzeit angehalten und umgekehrt werden, wenn der zugrunde liegende Konflikt gelöst wird. Und Konflikten kann man ohnehin nicht „vorbeugen“. Es ist auch nicht der Sinn der Sache, Konflikte zu vermeiden oder in ständiger Angst zu leben, wann wohl der nächste Konflikt auftauchen wird. Solange man die Bereitschaft aufweist, sich dem Leben mit all seinen Konflikten zu stellen, wird man diese auch wieder lösen, ohne dabei ernsthaft „krank“ zu werden.

Impfungen

Damit eine Impfung einen Sinn ergibt, müssen theoretisch drei grundlegende Bedingungen erfüllt sein:

1. Es muß der wissenschaftliche Beweis erbracht werden, daß die als „Erreger“ angenommenen Mikroorganismen existieren.

2. Es muß der wissenschaftliche Beweis erbracht werden, daß ein spezieller Mikroorganismus eine bestimmte „Krankheit“ auslöst.

3. Es muß der wissenschaftliche Beweis erbracht werden, daß eine Impfung tatsächlich die Entstehung einer bestimmten „Krankheit“ verhindert.

Zu Punkt 1: Im Falle von Bakterien ist der Nachweis ihrer Existenz erbracht, im Falle von Viren nicht. Es gibt keine wissenschaftliche Arbeit, in welcher ein Virus nach wissenschaftlichen Maßstäben nachgewiesen und isoliert wurde.

Zu Punkt 2: Es gibt sowohl im Falle von Bakterien als auch bei den nur als existent behaupteten Viren keine einzige wissenschaftliche Arbeit, in der zweifelsfrei und eindeutig bewiesen wird, daß ein Bakterium oder ein Virus eine „Krankheit auslösen“ kann.

Zu Punkt 3: Es gibt keine wissenschaftliche Arbeit, die den Nutzen einer Impfung dahingehend beweist, daß diese Impfung die Entstehung einer bestimmten „Erkrankung“ verhindern kann.

Aus wissenschaftlicher Sicht, d.h. aus der Sichtweise der Vernunft und Logik heraus, ist Impfen unsinnig.

Ein weiterer wichtiger Punkt sind die Inhaltsstoffe der gängigen Impfungen. Die Hauptbestandteile sind Aluminiumhydroxid, Quecksilberverbindungen (z.B. Thiomersal), Formaldehyd, Antibiotika und Konservierungsstoffe (z.B. Phenoxyethanol). Eine Impfung erfüllt daher den Tatbestand der Körperverletzung, im Falle eines Impfschadens sogar den der schweren Körperverletzung. Sie müssen sich bewußt machen, daß bei einer Impfung vorsätzlich hochgiftige Substanzen bzw. Nervengifte in den Körper injiziert werden, die dort dauerhaft verbleiben, weil der Körper sie nie wieder abbauen kann. Mit jeder Impfung erhöht sich daher die Anreicherung und Konzentration der Gifte im Körper. Doch nicht genug der vorsätzlichen Vergiftung: Es ist seit einiger Zeit gängige Praxis, Kleinkindern sogenannte Mehrfachimpfungen zuzumuten, d.h. sie erhalten bei einer Impfung direkt die 3fache oder sogar 4fache Dosis an Nervengiften auf einmal injiziert.

Es ist eine historisch nachweisbare Tatsache, daß bestimmte verbreitet auftretende „Erkrankungen“, die angeblich durch Bakterien übertragen werden, in der Bevölkerung eines Landes oder geographischen Gebietes stets unmittelbar nach der Verbesserung der allgemeinen hygienischen Umstände zurückgegangen sind, und nicht erst, nachdem eine Impfung eingeführt wurde, wie die nachfolgende Grafik veranschaulichen soll. Hätte man die Grafik auf die Darstellung der Jahre 1963-1987 beschränkt und die zehn Jahre des Rückgangs davor unterschlagen (was in Grafiken von Impfbefürwortern gerne so gehandhabt wird), so würde es so aussehen, als hätte die Impfung dies bewirkt. Es handelt sich um das gleiche Prinzip, das von der Schulmedizin angewendet wird, wenn eine „Behandlung" in einer Heilungsphase stattfindet und hinterher behauptet wird, die „Behandlung" hätte den Patienten „geheilt". So wie der Patient auch ohne die „Behandlung" genesen wäre, so hat auch die Einführung der Impfung keinen kausalen Einfluß auf den Rückgang der „Erkrankungen".

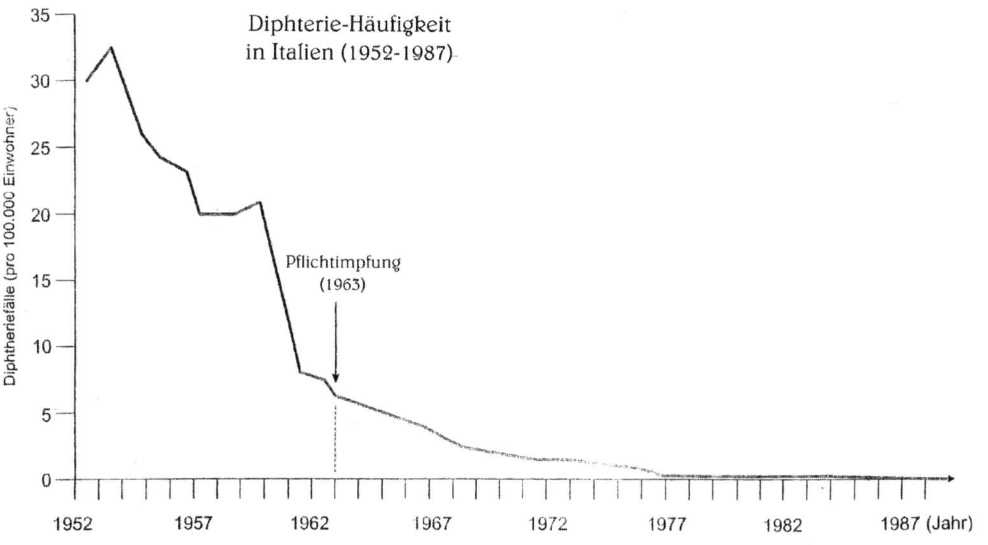

Quelle: Epidemiology of pertussis in a developed country with low vaccination coverage- the Italian experience, Binkin u.a., Pediatric Infectious Diseases Journal (1992;11:S.653-61)

Händigkeit

Bei den biologischen Programmen, die vom Stammhirn gesteuert werden, ist die Händigkeit unwichtig. Bei den biologischen Programmen, die vom Kleinhirn und Großhirn gesteuert werden, hat die Händigkeit einen Einfluß darauf, auf welcher Seite des Körpers ein bestimmtes Organ vom ablaufenden biologischen Programm beeinflußt wird. Beim Rechtshänder hat die linke Seite eine Verbindung zu einem Kind, zur Mutter oder anderen biologisch unter oder über einem selbst stehenden Personen, aber auch zur eigenen Wohnung oder zum Haus (biologisch: Nest, Höhle, Bau), während die rechte Seite eine Verbindung zum Partner oder anderen Personen hat, die eine biologisch ebenbürtige Rolle spielen. Beim Linkshänder ist die Zuordnung genau umgekehrt. Ob eine Person eine untergeordnete oder ebenbürtige Position einnimmt, liegt an der persönlichen Wahrnehmung des Individuums, ist aber in der Regel durch die biologischen Gegebenheiten festgelegt. Also auch wenn ein Kind irgendwann erwachsen und den Eltern ebenbürtig ist, wird es bei einem Konfliktschock auf biologischer Ebene weiterhin als Kind empfunden.

Eine Besonderheit stellen laut Dr. Hamer die von der Großhirnrinde gesteuerten biologischen Programme der Revierkonflikte (auch Revierbereiche genannt). Er vertritt in seinen Büchern die Ansicht, daß die Händigkeit eines Menschen bezüglich dieser Programme enorm wichtig ist. Seinen Angaben zufolge können nur Menschen, die dominant männlich oder weiblich sind, bestimmte Konflikte des Revierbereichs erleben. Diese Ansicht ist jedoch umstritten, da sowohl Männer als auch Frauen nicht nur männlich oder weiblich dominant sein können, sondern der männliche und weibliche Anteil in allen Kombinationen auftreten kann.

Weiterhin gibt Dr. Hamer an, daß die Hormonlage entscheidend ist, daß die Einnahme bestimmter Hormone die Männlichkeit und Weiblichkeit vertauschen können. So ist er der Ansicht, daß eine Frau durch die Einnahme der Pille ihre diesbezügliche Dominanz wechselt. Es ist die persönliche Erfahrung und Meinung des Autors, daß es nicht auf die Gewichtung von Männlichkeit und Weiblichkeit bzw. die Hormonlage ankommt, ob ein Individuum einen bestimmten Konflikt und ein entsprechendes biologisches Programm erlebt.

Sogenannte psychische Krankheiten

Laut Dr. Hamer kommt es zu bestimmten psychischen Auswirkungen, wenn im vorgenannten Bereich der Großhirnrinde zwei gegenüberliegenden Relais im Gehirn durch entsprechende Konfliktschocks aktiviert werden. Dies nennt er die „schizophrene Konstellation“, durch die beide entsprechenden biologischen Programme gestoppt werden, um ein Individuum „aus dem Rennen zu nehmen“. Wird einer der Konflikte gelöst, wird das zweite biologische Programm auch wieder aktiviert.

Die ausführliche Erklärung für die Bedeutung von Händigkeit, Hormonlage und Kombination bestimmter Konflikte in den Revierbereichen ist einerseits sehr kompliziert und andererseits sehr schlecht ohne ein CT des Gehirns zu überprüfen, da ja die Organsymptome während der Konstellation wegfallen. Aus diesem Grund wird auf das Thema in diesem Buch nicht weiter eingegangen. Für Interessierte empfehle ich die Bücher und Internetseiten im Anhang.

Biologische Programme, geordnet nach den Gehirnteilen, von denen sie gesteuert werden, und ihre auslösenden Konflikte

Eine Anmerkung vorweg: Die genauen Bezeichnungen für bestimmte Konflikte klingen sicher für einige Menschen zunächst ungewöhnlich, aber sie wurden mit Absicht so gewählt, um unmißverständlich klarzustellen, daß es sich um biologische Konflikte handelt. Die verwendeten Begriffe werden verständlicher, wenn man versteht, daß der Mensch ein biologisches Wesen ist und alle sozialen Verhaltensweisen der Menschen auf biologischen Grundlagen aufbauen.

Biologische Programme, die vom Stammhirn gesteuert werden

Zur Erinnerung: Alle biologischen Programme, die von Stammhirn gesteuert werden, weisen einen Zellaufbau in der Konfliktphase auf, und einen Zellabbau in der Wiederherstellungsphase.

Brockenkonflikte

Beim großen Bereich der sogenannten Brockenkonflikte geht es um Konflikte, die sich auf all die Dinge, Sachen oder Angelegenheiten beziehen, die wir im Leben haben wollen, besitzen, verkleinern, aufteilen, verarbeiten oder verdauen müssen. Es handelt sich wohlgemerkt nicht um eine psychologische Beziehung zu bestimmten Dingen, sondern um biologische Bedürfnisse, nur daß es bei uns Menschen meist nicht um echte „Brocken" in Form von Nahrung geht, sondern um Geld, Besitz, Autos, Wohnungen, Häuser, Partner, Erbschaften, Aktien, Schmuck, Grundstücke, Jobs, usw. Die entsprechenden Bereiche sind nicht deshalb betroffen, weil diese Themen (wie es in esoterischer Literatur über alternative Medizin beschrieben ist) den Organen „analog zugeordnet" sind oder „psychologisch entsprechen", sondern weil diese Organe de facto biologisch für die entsprechende physiologische Aufgabe zuständig sind. Das biologische

Programm im Gehirn kann natürlich nicht unterscheiden zwischen einem echten „Brocken“ und einem abstrakten „Brocken“, der für uns den gleichen Wert besitzt. Es reagiert lediglich auf unser biologisches Bedürfnis.

An der nach einem entsprechenden Konfliktschock bezüglich eines Brockenthemas biologisch sinnvollen Stelle entsteht ein Tumor (Adeno-Karzinom), dessen biologischer Sinn darin besteht, den Brocken (Sache, Angelegenheit, etc.) durch die Produktion von mehr Sekret besser verarbeiten zu können. Die genaue Stelle zeigt an, welche biologische Funktion benötigt wird und verstärkt werden soll.

Adeno-Karzinome werden nach einer erfolgten Konfliktlösung entweder von Pilzen oder Mykobakterien abgebaut, insbesondere von Tuberkel-Bakterien. Die Schulmedizin geht davon aus, daß diese Bakterien eine Tuberkulose hervorrufen, was soweit korrekt ist, nur daß eine Tuberkulose keine ansteckende „Krankheit“, sondern ein natürlicher Heilungsprozeß ist, bei der im Rahmen der tuberkulösen Verkäsung Tumormaterial abgebaut wird. Dieser Vorgang ist der Schulmedizin auch bekannt, nur wird seine biologisch sinnvolle Funktion ignoriert.

Die tuberkulöse Verkäsung benötigt einen hohen Bedarf ein Proteinen bzw. Eiweiß, weshalb sowohl früher in Zeiten der Armut (z.B. nach dem 2. Weltkrieg) als auch in Ländern, in denen eine generelle Knappheit an eiweißhaltigen Lebensmitteln besteht (z.B. Afrika) die Menschen durchaus während dieses Vorgangs an Auszehrung sterben. Nimmt man jedoch während einer Tuberkulose ausreichend Eiweiß zu sich oder erhält dieses in Form von Infusionen (Albumin), dann ist der Nutzen des Tumorabbaus letztendlich viel höher, weil es ohne Tuberkel-Bakterien zu einer Einkapselung der adenoiden Tumore kommt, was manchmal zu Problemen und Funktionsstörungen eines Organs führen kann.

Wenn man aufgrund von Impfungen oder regelmäßiger Antibiotika-Einnahme keine Tuberkel-Bakterien mehr im Körper hat, diese aber bei einem möglichen Tumorabbau verfügbar haben möchte, empfiehlt Dr. Hamer die Verköstigung von Rohmilch oder Rohmilchkäse, da in diesen Produkten natürliche Tuberkel-Bakterien vorhanden sind.

Nachfolgend eine Liste mit den Brockenkonflikten, die aufgrund ihrer Lokalisation auf die spezielle Art der Sache hindeuten, um die es im jeweiligen Fall geht:

Konflikt-des-Brocken-nicht-zu-fassen-bekommens

In diesem Fall ist nicht die Mundschleimhaut selbst betroffen, sondern es handelt sich um ein sogenanntes **submucöses Mundschleimhautkarzinom**, das sich unter der eigentlichen Schleimhaut bildet. In der Heilungsphase wird dieses Karzinom typischerweise von Pilzen der Gattung Candida (z.B. Candida albicans) wieder abgebaut. Dieser Prozeß wird auch als **Soor** bezeichne und tritt hauptsächlich bei Säuglingen, kleinen Kindern oder älteren pflegebedürftigen Menschen auf, wenn diese den entsprechenden Konflikt aufgrund von Problemen mit der Nahrungsaufnahme erleiden.

Konflikt des Brocken-nicht-einspeicheln-könnens

Der biologische Hintergrund dieses Konflikts besteht darin, daß man eine Sache (biologisch: Brocken) entweder besser aufnehmen oder schneller loswerden will und daher verstärkt eingespeichelt werden muß. Es bildet sich daher ein **Ohrspeicheldrüsenkarzinom**. Bei einer Konfliktlösung wird der Tumor durch Tuberkel-Bakterien abgebaut oder eingekapselt, wenn keine solchen Bakterien vorhanden sind.

Konflikt des Brocken-bereits-gefaßt-habens-aber-noch-nicht-herunterschlucken-könnens

In diesem Fall geht es darum, die Sache (biologisch: Brocken), derer man zwar schon habhaft geworden ist, aber die man sich noch nicht wirklich einverleiben kann, durch vermehrte Sekretproduktion des im Gaumenbereich entstehenden **Gaumen-Adeno-Karzinoms** letztlich doch herunterschlucken zu können. Auch in diesem Fall erfolgt bei einer Konfliktlösung ein Abbau des Tumors durch Tuberkel-

Bakterien oder eine Einkapselung, wenn keine entsprechenden Bakterien vorhanden sind.

Konflikt des Brocken-nicht-schlucken-könnens

Bei diesem Konflikt kommt es zu einer Vergrößerung der Rachenmandeln (**Tonsillenhypertrophie**), um die entsprechende Sache (bioloigsch: Brocken) durch vermehrte Sekretproduktion doch noch schlucken zu können. Bei erfolgter Konfliktlösung kommt es in der Heilungsphase zu einer **Mandelentzündung** (Tonsillitis) mit Beteiligung von Bakterien, um das überschüssige Gewebe wieder abzubauen.

Konflikt des Brocken-nicht-schlucken-könnens

Haben wir eine Sache (biologisch: Brocken) schon fast komplett heruntergeschluckt, aber es ergeben sich dennoch Hindernisse oder Probleme, so bildet sich ein **Speiseröhrenkarzinom** im unteren Drittel der Speiseröhre (die oberen zwei Drittel sind von Plattenepithel bedeckt, das ektodermaler Herkunft ist und damit vom Großhirn gesteuert wird), damit entsprechend Sekret produziert wird, um uns ermöglichen, die Sache doch noch schlucken zu können.

Unverdaulicher Brockenkonflikt

Haben wir eine Sache (biologisch: Brocken) bereits vollständig vereinnahmt bzw. in Besitz genommen, und es stellt sich heraus, daß wir damit entweder überfordert sind oder uns die Sache doch nicht gehört bzw. wir sie wieder verlieren, so wird sie für uns unverdaulich. Auf biologischer Ebene entwickelt sich ein **Magenkarzinom**, das vermehrt Sekret produziert, um die Sache doch noch verdauen zu können. Das klingt unlogisch, wenn man von einer realen Sache ausgeht, die wir verloren haben, aber im biologischen Sinne geht es um einen real im Magen liegenden unverdaulichen Brocken, auf den unser Körper mit einem biologischen Programm reagiert.

Bei einer Konfliktlösung wird das Adeno-Karzinom des Magens durch Tuberkel-Bakterien wieder abgebaut (tuberkulöse Verkäsung).

Konflikt des Brocken-nicht-verarbeiten-könnens

Haben wir eine Sache (biologisch: Brocken) bereits vereinnahmt, können sie aber nicht richtig verarbeiten, weil sie für uns zu groß ist oder uns über den Kopf wächst, entsteht auf der biologischen Ebene ein **Dünndarmkarzinom**, dessen biologischer Sinn darin besteht, den im Darm aufgrund seiner Größe festsitzenden Brocken durch starke Sekretproduktion aufzulösen und zu zerkleinern. Bei einem realen Brocken dauert das so lange, bis er klein genug ist, um im Darm problemlos weitertransportiert zu werden. Bei einer Sache, die wir auf biologischer Ebene als einen solchen Brocken empfinden, müssen wir erst unseren Konflikt lösen und die Sache verarbeiten.

Bei der Lokalisation des Tumors im Darm geht es darum, wieviel Nutzen wir noch aus einer Sache ziehen möchten. Im oberen Dünndarm geht es auf jeden Fall darum, noch einen verstärkten Nutzen aus der Sache zu ziehen, bevor der Brocken weitertransportiert wird, während eine Lokalisation im Dickdarm mehr darauf hindeutet, eine Sache loswerden zu wollen.

Kommt es zur Konfliktlösung, wird der Tumor von Tuberkel-Bakterien im Rahmen einer tuberkulösen Verkäsung wieder abgebaut. Bei einem ständig rezidivierenden Karzinom des unteren Dünndarms (terminales Ileum) nennt die Schulmedizin die immer wieder einsetzende Heilungsphase **Morbus Crohn**.

Konflikt des Brocken-nicht-ausscheiden-könnens

Eine Sache (biologisch: Brocken), die wir entweder nicht loslassen können oder im Gegenteil sogar loswerden wollen, entsteht im Dickdarm ein **Dickdarmkarzinom**, dessen biologischer Sinn darin besteht, aufgrund von vermehrter Sekretproduktion die konfliktauslösende Sache loszuwerden bzw. den Brocken auszuscheiden.

Grundsätzlich deutet die Lokalisation des Tumors darauf hin, ob noch ein Nutzen aus der Sache gezogen werden kann oder nicht. Je weiter der Tumor in Richtung Enddarm sitzt, desto stärker ist der Aspekt des Loswerden-wollens. Bei einer Lokalisation im Mastdarm

(Sigmoid) oder Enddarm (Rektum) geht es um nur noch darum, den (Scheiß)Brocken endlich loszuwerden.

Bei einer Lösung des Konflikts übernehmen Tuberkel-Bakterien den Abbau des Tumors durch tuberkulöse Verkäsung. Bei chronischen Rezidiven der Heilungsphase spricht die Schulmedizin von **Colitis Ulcerosa**.

Konflikt „Kampf um einen Brocken"

Bei diesem Konflikt geht es um die Aufteilung einer Sache (biologisch: eines Brockens), zwischen mehreren Menschen, z.B. innerhalb einer Familie, bei einem Streit um Geld oder bei einer Erbschaft, aber auch bei der Verteilung von Macht oder Anerkennung in einem Unternehmen.

Auf biologischer Ebene entsteht ein **Bauchspeicheldrüsenkarzinom (adenoides Pankreaskarzinom)**, damit verstärkt Pankreassekret produziert wird, um den „Brocken" effizienter zersetzen bzw. in seine Bestandteile auflösen zu können.

Wird der Konflikt gelöst, kommt es zu einem Abbau des Tumors durch Tuberkel-Bakterien im Rahmen einer tuberkulösen Verkäsung. Sind keine solchen Mykobakterien vorhanden, kommt es zu einer Einkapselung des Tumors.

Konflikt des Brocken-nicht-schnell-genug-bekommens-oder-loswerdens

Geht es bei einer Sache (biologisch: Brocken) nicht um den Inhalt, sondern darum, ihn nicht schnell genug zu bekommen oder in möglichst schnell wieder loswerden zu wollen, so entsteht auf biologischer Ebene ein adenoides **Schilddrüsenkarzinom**, das aufgrund von vermehrter Produktion des Schilddrüsenhormons Thyroxin **(Hyperthyreose)** den Metabolismus bzw. Stoffwechsel zu erhöhen. Besteht die Konfliktphase über längere Zeit, wird die Vergrößerung der Schilddrüse auch äußerlich sichtbar (sogenanntes Struma). Zusammen mit der Hyperthyreose spricht die Schulmedizin vom **Morbus Basedow**.

Bei einer Konfliktlösung wird das Adeno-Karzinom im Rahmen einer tuberkulösen Verkäsung durch Tuberkel-Bakterien wieder abgebaut. Sind diese nicht vorhanden, erfolgt eine Einkapselung des Gewebes, was man später als kleine, derb-harte Knoten tasten kann, die aber harmlos sind und stationär verbleiben können.

Verhungerungskonflikt

Ein echter Verhungerungskonflikt kommt in der westlichen Welt so gut wie nicht vor, doch auch die Angst eines Menschen, verhungern zu müssen, kann ausreichen, um einen solchen Konflikt auszulösen, z.B. wenn jemand seine Arbeit verliert und keine Ersparnisse hat, aber auch eine schon bestehende Diagnose wie Magen- oder Darmkrebs.

Um bei einem solchen Konflikt die vorhandenen oder aufgenommenen Nährstoffe so effizient wie möglich nutzen und verwerten zu können, kommt es zum Wachstum der funktionalen Zellen innerhalb des Lebergewebes (Leberparenchym) in Form von knotigen Tumoren. Die Schulmedizin spricht vom **Leberzellkarzinom**.

Wird der Verhungerungskonflikt gelöst, werden die überschüssigen Zellen durch Tuberkelbakterien wieder abgebaut, es kommt zur sogenannten **Lebertuberkulose** mit zeitweiliger Schwellung und starkem Nachtschweiß. Sind jedoch keine Tuberkelbakterien vorhanden, werden die zuvor entstandenen Tumore eingekapselt, was bei häufigen Konfliktrezidiven zur sogenannten **Leberzirrhose** führt.

Todesangstkonflikt
Lungenrundherdkrebs (Alveolar-Adeno-Karzinom)

Eine Situation mit Todesangst liegt in der Natur nur bei realer Gefahr des Todes vor, z.B. wenn ein Tier von einem Raubtier gejagt wird. Auf biologischer Ebene findet in diesem Moment eine Erweiterung der Lungenbläschen (Alveolen) statt, damit das gejagte Tier mehr

Sauerstoff aufnehmen kann, um seinem Angreifer entkommen zu können. Auch Menschen können diesen Konflikt erleiden, wenn sie beispielsweise mit vorgehaltener Waffe überfallen werden, wenn eine Frau vergewaltigt wird oder wenn jemand beinahe ertrinkt. In allen diesen Fällen wird die Todesangst für einen relativ kurzen Zeitraum aufrechterhalten. Die Situation wird dadurch beendet, daß das Tier entkommt oder zur Beute wird bzw. der Überfall oder die Gefahrensituation vorüber ist. Im Gegensatz zum Tier können Menschen jedoch auch aufgrund von intellektuellen Dingen, die nicht einmal wahr sein müssen, einen solchen Todesangstkonflikt erleiden. Dies tritt sehr häufig ein, wenn jemand von einem Arzt die Nachricht erhält, daß er „Krebs" hat. Da viele Menschen aufgrund dieser Diagnose auch einen Todesangstkonflikt erleiden, läuft das entsprechende biologische Programm an. Da es sich jedoch in diesem Fall nicht um eine akute und reale Todesgefahr handelt, die nach kurzer Zeit vorüber ist, sondern um einen Konflikt, der dauerhaft aufrechterhalten wird, kommt es nach einiger Zeit zur Vergrößerung der Lungenbläschen und zur Neubildung von Zellen, weil ja weiterhin das biologische Programm läuft, welches die Sauerstoffaufnahme verbessern soll. Einige Wochen oder Monate später kann man diesen Prozeß in Form von vergrößerten Lungenbläschen auf einer Röntgenaufnahme der Lunge sehen. Die Schulmedizin spricht vom sogenannten **Lungenrundherdkrebs (Alveolar-Adeno-Karzinom)**.

Kommt es zu einer Lösung des Todesangstkonflikts, werden die zusätzlich aufgebauten Zellen von Tuberkel-Bakterien (Mykobakterien) wieder abgebaut. Man spricht von der sogenannten tuberkulösen Verkäsung. Die während dieser Zeit entstehenden Symptome sind Begleiterscheinungen der Wiederherstellungsphase. Es kommt durch den Zellabbau eventuell zu Atembeschwerden und leichten Brustschmerzen sowie Husten, um die abgebauten Zellen hinauszubefördern. Auch starker Nachtschweiß ist ein typisches Symptom der Tuberkulose, in diesem Fall der **Lungentuberkulose**. Hat die Phase des aktiven Todesangstkonflikts relativ lange gedauert und müssen große Mengen an Zellen abgebaut werden, kann der Auswurf auch blutig sein, was jedoch völlig normal und ein weiteres Zeichen der Heilungsphase ist, die viele Monate andauern kann. Die durch diesen Prozeß entstehenden sogenannten Kavernen (Hohlräume) sind jedoch nicht „krankhaft“, wie die Medizin glaubt, sondern das Endergebnis des biologischen Programms, das ein größeres Atemvolumen, also eine Verbesserung der Ausgangssituation zur Folge hat.

Wenn nach Lösung des Todesangstkonflikts durch häufige vorangegangene Verwendung von Antibiotika keine Tuberkel-Bakterien vorhanden sind, kann der Zellabbau nicht auf die biologisch vorgesehene Weise stattfinden, weshalb die entsprechenden Bereiche schrumpfend und narbig abgekapselt werden. Während dieses Vorgangs berichten die meisten Leute von ziehenden und stechenden Schmerzen, die typisch für den Vernarbungsprozeß sind. Die nach Abschluß dieses Geschehens zurückbleibenden verkapselten Knoten sind harmlos und müssen auch nicht weiter behandelt werden. Gefährlich kann es lediglich dann werden, wenn diese „zufällig“ auf einer Röntgenaufnahme, z.B. bei einer Vorsorgeuntersuchung entdeckt werden und der behandelnde Arzt die vernarbten Reste fälschlicherweise als „Lungenkrebs“ diagnostiziert, obwohl es sich um abgeschlossene und ruhende Gebilde handelt. In diesem Fall ist es besonders wichtig, sich nicht verrückt machen oder verängstigen zu lassen.

Konflikt mit dem Thema „Zeugung“ des Mannes

Der Konfliktinhalt erscheint auf den ersten Blick etwas allgemein formuliert, doch wird der Hintergrund klar, wenn man sich die biologische Ebene ansieht. Die Prostata, die bei diesem Konflikt betroffen ist, produziert einen großen Anteil des Sekrets, das beim männlichen Samenerguß als Trägersubstanz für das Sperma dient. Der biologische Sinn des in der Konfliktphase entstehenden **Prostatakarzinoms** besteht in der vermehrten Produktion des Prostatasekrets, um das Ejakulat effektiv und vermehrt an seinen Bestimmungsort zu transportieren.

Mit dem Wissen um den biologischen Hintergrund wird klar, daß dieser Konflikt in verschiedenen Situationen auftreten kann, z.B. wenn ein Mann für einen jüngeren Konkurrenten verlassen wird oder er seine Frau mit einem jüngeren Liebhaber erwischt, aber auch wenn er selbst eine Affäre mit einer viel jüngeren Frau hat. Es gibt außerdem Fälle, bei denen dieser Konflikt erlebt wird, wenn ein Vater erfährt, daß ein Kind entweder nicht zeugungsfähig oder homosexuell ist, wodurch er auf biologischer Ebene zu derjenigen Person wird, die für die Zeugung weiterer Nachkommen innerhalb der Familie zuständig ist.

Während das Wachstum der Prostata in der Konfliktphase kaum Beschwerden macht und nur bei wenigen Patienten zu einer Beeinträchtigung des Wasserlassens führt, wenn der entstehende Tumor auf die Harnröhre drückt, so treten in der Heilungsphase nach erfolgter Konfliktlösung mehrere typische Symptome auf. Einerseits ist der Urin aufgrund des tuberkulösen Abbaus des Tumors trüb, übelriechend und manchmal auch blutig. Außerdem treten die für Tuberkulose-Prozesse typische Symptome wie Nachtschweiß, Fieber und Eiweißverlust auf, dem man aber durch entsprechende Pflege und Ernährung entgegenwirken kann. Aufgrund der Schwellung während der Heilungsphase wird jedoch die Harnröhre in sehr vielen Fällen abgedrückt, wodurch es zu starken Problemen beim Wasserlassen kommt und man für diese Zeit in den meisten Fällen einen Dauerkatheter benötigt.

Eine Operation mit Entfernung oder Abschabung („Hobeln") der Prostata, die fast immer zu anschließender Inkontinenz und Impotenz führt, ist nicht notwendig, auch wenn keine Tuberkel-Bakterien vorhanden sind und der Tumor lediglich abgekapselt wird.

Konflikt mit dem Thema „Zeugung" der Frau

Während es beim Mann um das effektivere Transportieren des Spermas geht, was durch eine Vergrößerung der Prostata zur verstärkten Sekretbildung erreicht wird, kommt es beim gleichen Konflikt bei einer Frau zur Bildung eines **Gebärmutterschleimhautkarzinoms** (Endometrium-Karzinom). Der biologische Sinn dieses Adeno-Karzinoms besteht in der Absonderung von Sekret, um den Transport des Spermas in die Gebärmutter zu erleichtern.

Bei einer Konfliktlösung wird der Tumor mittels Tuberkel-Bakterien wieder abgebaut, was sich durch starken Ausfluß und eventueller leichter Blutung äußert. Ohne vorhandene Tuberkel-Bakterien wird der Tumor mit der kompletten Schleimhaut abgestoßen, was zu einer starken Blutung mit darin enthaltenen Zellklumpen führt, was ähnlich aussehen kann wie bei einem Schwangerschaftsabbruch (Abort).

Existenzkonflikt / Flüchtlingskonflikt

Der Hintergrund dieses archaischen Konflikts ist die Trennung vom existentiell wichtigen Wasser, aus dem wir entwicklungsgeschichtlich stammen und das auch heute noch weit über die Hälfte unseres Körpers ausmacht. Während dieser Konflikt in früheren Entwicklungsepochen eine tatsächliche Realität sein konnte, wird er vom heutigen Menschen in Situationen empfunden, wenn er sich mutterseelenallein und verlassen fühlt, wie jemand in der Wüste ohne Wasser. Das biologische Programm ist in der gesamten Entwicklungsgeschichte das gleiche geblieben: Vom Moment des Konflikts an ist es überlebensnotwendig, so viel Wasser wie möglich aufzunehmen und so wenig wie möglich auszuscheiden. Aus diesem Grund bildet sich in der Niere ein sogenanntes **Nierensammelrohrkarzinom**, dessen biologischer Sinn in der Verstopfung der Ausführungsgänge, also der Sammelrohre der Niere liegt, wodurch die Ausscheidung der Flüssigkeit aus dem Körper auf ein Minimum reduziert wird. Außerdem entsteht ein enorm starkes Durstgefühl, damit man viel trinkt und zusätzliche Flüssigkeit aufnimmt. Die Ausscheidung reduziert sich auf unter 500ml innerhalb von 24 Stunden (Oligurie), sind beide Nieren betroffen, sind es weniger als 100ml (Anurie). In der Schulmedizin wird dies als akutes Nierenversagen bezeichnet. Mit der verminderten Ausscheidung werden auch die sogenannten harnpflichtigen Substanzen zurückgehalten (Kreatinin, Harnstoff, Harnsäure), weshalb diese im Blut erhöhte Werte aufweisen, was Urämie genannt wird. Die Schulmedizin geht fälschlicherweise davon aus, daß die Nieren tatsächlich versagen und reagiert in einem solchen Fall mit Panik und sofortiger Dialyse.

Erfolgt eine Lösung des Konflikts, kommt es zum Abbau des Nierensammelrohrkarzinoms durch tuberkulöse Verkäsung, der sogenannten **Nierentuberkulose**. Da bei tuberkulösen Vorgängen immer sehr viel Eiweiß verbraucht wird, scheidet das Individuum neben der vorher eingelagerten Flüssigkeit außerdem verstärkt Eiweiß aus (Albuminurie), die falls nötig durch Albumininfusionen kompensiert werden muß, wenn nicht genug Eiweiß mit der Nahrung aufgenommen werden kann. Außerdem kommt es als Zeichen der ablaufenden Tuberkulose zu starkem Nachtschweiß.

Eine wichtige Besonderheit besteht darin, daß ein aktiver Existenzkonflikt in Kombination mit anderen biologischen Programmen zu einer Verstärkung aller bereits vorhandenen durch Ödeme verursachten Schwellungen führt. Dr. Hamer nennt dies das „Syndrom".

Unerträglich starker Streß

In Streßsituationen wird im Nebennierenmark das Hormon Adrenalin gebildet und in die Blutbahn ausgeschüttet, um im Körper bestimmte Reaktionen hervorzurufen, die einem Individuum dabei helfen sollen, die Streßsituation zu bewältigen, in der es sich befindet. Erleidet ein Individuum einen Konfliktschock, weil es unerträglich starken Streß empfindet, so wird ein biologisches Programm aktiviert, welches ein Wachstum des Nebennierenmarks auslöst, damit die Adrenalinproduktion noch gesteigert werden kann. Dieses Zellwachstum wird als **adenoides Nebennierenmarkkarzinom** (Neuroblastom, Phäochromozytom) bezeichnet.

Wird der entsprechende Konflikt gelöst, so wird das überschüssig gebildete Gewebe im Rahmen einer tuberkulösen Verkäsung von Tuberkel-Bakterien wieder abgebaut. Sollten diese nicht vorhanden sein, erfolg eine Verkapselung des Gewebes.

Konflikt „Etwas loswerden wollen"

Im Gegensatz zu den Brockenkonflikten, die im Darm bearbeitet werden, weil noch etwas aus dem Brocken gezogen werden soll (biologisch: Nährstoffe), geht es beim Konflikt der Blase um eine Sache, die von den Individuen oft als „Schweinerei" oder als häßliche Sache bezeichnet wird, die einen „drückt" und die man loswerden will.

Biologisch gesehen entsteht im Bereich des Blasendreiecks (Trigonum vesicae) ein **adenoides Blasenkarzinom**, dessen biologischer

Sinn wie bei den Brockenkonflikten des Darms in der vermehrten Sekretausscheidung liegt, um die häßliche Sache loszuwerden.

Bei einer Konfliktlösung wird der Tumor mittels Mykobakterien (Tuberkel-Bakterien) im Rahmen einer tuberkulösen Verkäsung abgebaut. Sind diese nicht vorhanden, kommt es zu einer Verkapselung des Tumors.

Konflikt des Nicht-schwanger-werden-könnens

Erleidet eine Frau einen solchen Konflikt, wird dieser auf der biologischen Ebene durch eine Verstärkung des Gebärmuttermuskelgewebes kompensiert, damit die Gebärmutter im Falle einer Schwangerschaft stark genug ist und die Frau das Kind nicht vorzeitig verliert. Der Bereich, in denen das verstärkte Gewebewachstum des Gebärmuttermuskels stattfindet, wird als **Myom** oder **Gebärmuttermuskelgeschwulst** bezeichnet. Es handelt sich dabei um ein harmloses Geschehen, und nur in wenigen Fällen kann eine operative Entfernung notwendig werden, wenn ein Myom sehr groß wird und auf umliegende Organe Druck ausübt.

Wird der Konflikt gelöst, stoppt das Wachstum des Myoms, aber da es auch weiterhin seinen funktionalen Sinn der Verstärkung des Gebärmuttermuskelgewebes aufrechterhalten soll, wird es nicht wieder abgebaut, sondern verbleibt stationär.

Der Konflikt des Nicht-schwanger-werden-könnens bezieht sich nicht nur auf Frauen, die gerne schwanger werden wollen, sondern tritt auch bei Frauen auf, die eine Schwangerschaft zugunsten von anderen Dingen in ihrem Leben zurückstellen, beispielsweise weil sie Karriere machen oder unabhängig sein wollen. Doch kann gerade die intellektuell geplante Vermeidung einer Schwangerschaft, also ein Nicht-schwanger-werden-wollen auf biologischer Ebene den Konflikt des Nicht-schwanger-werden-könnens auslösen, auch wenn dies nicht aufgrund das körperlichen Unvermögens geschieht, sondern weil der im Bewußtsein der Frau aufgebaute Gedanke „Ich kann gerade nicht schwanger werden, weil …“ auf biologischer Ebene den gleichen Konfliktinhalt erfüllt.

Schwerer Verlustkonflikt

Wird der Verlust oder Tod eines geliebten Menschen oder Tieres als extrem schwer empfunden, so kommt es nicht zu einem vom Großhirn gesteuerten Geschehen mit Nekrosenbildung des Hodens oder des Eierstocks, wie es die Regel bei Verlustkonflikten ist (siehe S.82/83), sondern in diesem besonders schweren Fall wird das einsetzende Wachstum des sogenannten **Teratoms** vom Stammhirn gesteuert und ist daher bei den Althirn-Tumoren gelistet.

Das **Hodenteratom** bei Männern bzw. das **Eierstockteratom** bei Frauen entsteht aus den jeweiligen Keimzellen, wobei das Gehirn in diesem Fall auf ein archaisches, entwicklungsgeschichtliches Ur-Programm der sogenannten Parthenogenese (eingeschlechtliche Fortpflanzung) zurückgreift. Als Keimzelltumor kann das Teratom Zellen aller drei Keimblätter hervorbringen, weshalb es nach längerem Wachstum als sogenanntes reifes Teratom oder Dermoid sowohl Haut, Haare und Zähne, aber auch Muskel- und Nervengewebe und sogar Augen hervorbringen kann.

Bei einer Lösung des schweren Verlustkonflikts wird das Teratom gemäß der Verlaufsform der stammhirngesteuerten Tumore von Pilzen oder Mykobakterien wie Tuberkel-Bakterien wieder abgebaut, oder verkapselt, wenn diese speziellen Bakterien nicht vorhanden sind. Das reife oder verkapselte Teratom / Dermoid kann bei Beschwerden oder Problemen operativ entfernt werden.

Biologische Programme, die vom Kleinhirn gesteuert werden

Zur Erinnerung: Alle biologischen Programme, die von Kleinhirn gesteuert werden, weisen einen Zellaufbau in der Konfliktphase auf, und einen Zellabbau in der Wiederherstellungsphase.

Attackekonflikte

Bei einem Angriff gegen zentrale und wichtige Bereiche des Körpers, die entweder tatsächlich stattfinden oder auch nur angekündigt werden (z.B. „Hier müssen wir sie operieren / aufschneiden."), kommt es auf biologischer Ebene zu einer Verstärkung der entsprechenden Schutzhülle durch Gewebevermehrung, um den Schutz noch zu verbessern.

Im Bereich des Herzens, also bei einem Angriff auf das Herz, kommt es zu einem Verstärkung des Herzbeutels (Perikard), dem sogenannten **Pericard-Mesotheliom**. Bei einem Angriff auf die Lunge, die Rippen oder dem Brustbereich im allgemeinen, wird das Lungenfell (Pleura) verstärkt und es wird ein **Pleura-Mesotheliom** gebildet. Und bei einem Angriff auf den Bauchbereich ist es das Bauchfell (Peritoneum), an dem sich ein **Peritoneal-Mesotheliom** bildet.

Nach erfolgter Konfliktlösung kommt es im entsprechenden Bereich zu einem Abbau des überschüssigen Gewebes mittels tuberkulöser Verkäsung. Wichtig zu wissen ist, daß es in der Wiederherstellungsphase in jedem Fall zu einer Schwellung und Flüssigkeitsansammlung kommt. Im Bereich des Herzens nennt man das einen **Pericard-Erguß**, im Bereich der Lunge einen **Pleura-Erguß**, und im Bauchraum einen **Peritoneal-Erguß** (oder **Aszites**). Die Flüssigkeitsansammlung hat den biologischen Sinn, daß sich zwischen dem jeweiligen Organ und seiner Schutzhülle eine bewegliche Pufferzone für den Heilungsprozeß bildet, damit die Außenhaut des Organs nicht mit der Schutzhülle in Kontakt kommt.

Hat ein Patient gleichzeitig mit der Heilungsphase eines Mesothelioms einen aktiven Existenz- bzw. Flüchtlingskonflikt (siehe S.64), so wird der jeweilige Erguß durch die bereits bestehende starke Wassereinlagerung noch verstärkt, was dazu führen kann, daß man einen Teil der Flüssigkeit abpunktieren, also mit einer Spritze entfernen muß, um den Druck auf die darunter befindlichen Organe abzumildern, insbesondere im Falle der lebensbedrohlichen **Herzbeuteltamponade**, aber auch weil ein starker Pleuraerguß die Atmung beeinträchtigen kann.

Falls das Abpunktieren eines Ergusses notwendig ist, kann es passieren, daß die Punktion als erneute Attacke empfunden wird, was einen weiteren Attackekonflikt auslösen kann, der in der Heilungsphase dann wiederum einen Erguß zur Folge hat. Dieser Teufelskreis kann nur durchbrochen werden, wenn dem Patienten der zugrunde liegende Mechanismus bekannt ist und er es schafft, sich aus dem ständigen Konfliktrezidiv zu befreien, denn sonst kann es passieren, daß man ihn aus schulmedizinischer Sicht irgendwann aufgibt, weil da „nichts mehr zu machen" ist.

Bei einem Attackekonflikt, der nicht auf das Herz, die Lunge oder den Bauchraum bezogen empfunden wird, sondern auf den Körper als solches, kommt es auf biologischer Ebene zu einer Verstärkung der schützenden Lederhaut (Corium) und es entwickelt sich an der angegriffenen Stelle ein **Melanom**.

Besudelungskonflikte

Ein Besudelungskonflikt kann durch eine reale Besudelung ausgelöst werden, aber auch wenn sich jemand durch einen Umstand, eine Berührung oder eine Beleidigung besudelt oder auch verunstaltet fühlt. Der erlittene Konflikt führt zur Bildung eines sogenannten **amelanotischen Tumors**, also ohne Vorhandensein von Melanin, durch das die Pigmentfärbung des Melanoms entsteht.

In der Heilungsphase werden die amelanotischen Tumoren durch Bakterien wieder abgebaut, was zu kleinen Eiterherden unter der Haut führt, die man auch **Akne** nennt. Da man sich durch diese Eiterpickel erneut besudelt oder verunstaltet fühlen kann, kommt es oft vor, daß sich die Akne ausbreitet, weil jede Heilungsphase einen neuen Besudelungskonflikt auslöst.

Auch die sogenannte **Gürtelrose** ist die Heilungsphase eines Besudelungskonflikts. Der Name leitet sich aus der typischen und verbreiteten Erscheinungsform der Bläschen ab, die gürtelförmig von beiden Körperseiten in Richtung Rücken auftreten. Da in der Lederhaut viele Nervenenden liegen, wird diese Heilungsphase meist als sehr schmerzhaft wahrgenommen. Die spezielle Gürtelform des betroffenen Bereichs hat mit der Wahrnehmung der vorangegangenen Besudelung zu tun, in diesem Fall einer Umarmung.

Angst-Sorge-Konflikt

Die Krebserkrankungen der Brust sind einer der Fälle, bei denen die Seite, auf welcher das Geschehen auftritt, davon abhängt, ob die Frau Links- oder Rechtshänderin ist. Das kommt daher, daß die zuständigen Bereiche im Gehirn, von denen aus das Geschehen gesteuert wird, auf der jeweils gegenüberliegenden Seite liegen. Bei einer rechtshändigen Frau hat die linke Seite eine Verbindung zu Kind, Mutter oder anderen biologisch unter oder über ihr stehenden Personen, während die rechte Seite eine Verbindung zum Partner oder anderen Personen hat, die im Leben der Frau eine biologisch ebenbürtige Rolle spielen. Bei einer linkshändigen Frau ist die Zuordnung genau umgekehrt.

Erlebt eine rechtshändige Frau einen Angst-Sorge-Konflikt, bei dem ihr Kind, ihre Mutter oder ihr Heim das Thema ist, wird sie in der linken Brust einen **Brustdrüsenkrebs** (Milchdrüsen-Karzinom oder lobuläres Mamma-Karzinom) entwickeln. Dieser Konflikt kann durch verschiedenste Ereignisse ausgelöst werden: Ihr Kind hat einen Unfall, wird schwer verletzt oder stirbt. Auch ein Ereignis, bei welchem dem Kind zwar nichts passiert, aber ein Unglück oder Unfall gerade noch abgewendet werden kann, ist geeignet, einen entsprechenden Konfliktschock auszulösen, z.B. wenn das Kind beinahe von einem Auto überfahren wird. Entscheidend ist nicht das Ereignis, sondern die individuelle Reaktion der Frau.

Aufgrund des nun ablaufenden biologischen Programms beginnen die Milchdrüsen der Frau zu wachsen, damit sie mehr Milch produzieren kann. Löst die Frau ihren Konflikt recht schnell wieder, wird sie dieses Geschehen in der Regel nicht mitbekommen, da es einige Wochen bis Monate dauert, bis die Milchdrüsen so weit gewachsen sind, daß es spür- und sichtbar ist. Sollte sie ihren Konflikt nicht nach kurzer Zeit wieder lösen können, so wird sie irgendwann die Vergrößerung an einigen Stellen ihrer Brust feststellen, die in der Regel eher weich und diffus sind. Wenn sie nun zu ihrem Frauenarzt geht, wird dieser nach Tastbefund und eventueller Probeentnahme den „Brustkrebs" feststellen. Der Frauenarzt weiß jedoch nichts von dem biologischen Programm, daß aufgrund des Konfliktschocks angelaufen ist, weil er selbst bei gründlicher Anamnese (Erhebung der Krankengeschichte) den Zusammenhang nicht versteht oder ihn ignoriert. Er wird also die Behandlung vorschlagen, die auf der bestehenden dogmatischen Lehrmeinung in der Medizin gründet: operative Entfernung des „Krebsgewebes" mit anschließender Chemotherapie und/oder Bestrahlung. Das Problem dabei ist nicht nur, daß die Frau verstümmelt und dann noch mit chemischem Gift vollgepumpt oder radioaktiven Strahlen belastet wird, sondern das Prozedere birgt die Gefahr, daß sie weitere Konfliktschocks erleidet, die zu neuen biologischen Programmen führen, die wiederum als „Krebs" diagnostiziert werden. Da „Krebs" in der heutigen Zeit so erschreckend für die meisten Menschen klingt, erleiden viele Frauen nur aufgrund der Diagnose einen Todesangstkonflikt, der nach einiger Zeit zu vergrößerten Lungenbläschen führt, die als „Lungenmetastasen" bezeichnet werden. Die Amputation einer Brust kann weiterhin einen starken Selbstwerteinbruch der Frau zur Folge haben, woraufhin der Knochen im Bereich der mittleren und unteren Wirbelsäule (bei generalisiertem Selbstwerteinbruch) oder im Bereich der Rippen der betroffenen Brustseite (bei lokalem Selbstwertkonflikt „An dieser Stelle bin ich nichts mehr wert.") zuerst abgebaut (löchrig) und nach Konfliktlösung verstärkt wird, was beides von der Medizin auf dem Röntgenbild als „Knochenmetastasen" gedeutet wird.

Das alles kann der Frau mit dem „Brustkrebs" erspart bleiben, wenn sie die Hintergründe und Zusammenhänge kennt und sich nicht von der Angstmaschinerie der Medizin einschüchtern läßt.

Wenn nun die Frau mit dem Brustdrüsenkrebs ihren Konflikt löst, passiert folgendes: Die aufgrund des biologischen Programms aufgebauten und nun nicht mehr benötigten Milchdrüsenzellen werden von Tuberkel-Bakterien wieder abgebaut, die sich gleichzeitig mit dem Zellwachstum der Milchdrüsen vermehrt haben **(Brusttuberkulose)**. Während dieses Vorgangs ist die Brust weiter angeschwollen und schmerzempfindlich. Weiterhin hat die Frau in dieser Zeit starken Nachtschweiß, wie es typisch für tuberkulöse Prozesse ist. Doch wenn die Frau weiß, daß es sich um einen Heilungsprozeß handelt und keine weiteren Konflikte erleidet, weil sie keine Angst hat, wird der Körper sich von ganz alleine heilen. Sollte die Frau übrigens keine Tuberkel-Bakterien in ihrem Körper haben (z.B. durch häufige Antibiotika-Einnahme), welche die überflüssigen Zellen wieder abbauen, so werden diese vernarbt und abgekapselt. Die Frau erlebt das als stechend-ziehende Schmerzen (Vernarbungsschmerzen), und die entsprechenden Bereiche sind anschließend als kleine und derb-harte Kapseln zu spüren. Doch Vorsicht! Sollte die Frau sich einer frauenärztlichen Untersuchung unterziehen oder eine Mammographie machen lassen, werden diese kleinen, harten Knoten fälschlicherweise als „Brustkrebs“ diagnostiziert, obwohl sie völlig harmlos sind. Die allseits empfohlenen „Vorsorgeuntersuchungen“ sind also eher kontraproduktiv, weil sie in der Regel abgelaufene Geschehen (also abgekapselte Knoten) zum Vorschein bringen, von denen die Frau ohne Mammographie niemals erfahren hätte und die keinen Krankheitswert aufweisen.

Biologische Programme, die vom Großhirn-Marklager gesteuert werden

Zur Erinnerung: Alle biologischen Programme, die von Großhirn-Marklager gesteuert werden, weisen einen Zellabbau in der Konfliktphase auf, und einen Zellaufbau in der Wiederherstellungsphase.

Selbstwertkonflikte

Der Selbstwert im biologischen Sinne hat nichts mit dem allgemeinen Selbstbewußtsein eines Menschen zu tun, oder damit, für wie *wert*voll jemand sich im allgemeinen hält. In der Natur hat ein Selbstwertkonflikt auf biologischer Ebene stets damit zu tun, daß ein Individuum nicht fähig oder stark genug ist, ein Ereignis, eine Situation oder einen Umstand zu bewältigen. Ein solcher Konflikt führt daher stets zu einer Schwächung der jeweiligen Struktur, die der Stärke und Fähigkeit biologisch zugrunde liegt. Heftigkeit und Art des Konflikts wiederum entscheiden über Lokalisation und Ausmaß der biologischen Schwächung (siehe Abb. nächste Seite).

Starker Selbstwertkonflikt (Selbstwerteinbruch)
Knochenkrebs / Osteoporose

Ein Selbstwertkonflikt kann durch verschiedene Dinge ausgelöst werden, abhängig davon, wie es grundsätzlich mit dem Selbstwert eines Menschen aussieht und womit ein Mensch seinen eigenen Wert eventuell in Zusammenhang bringt. Der wohl am meisten verbreitete Selbstwertkonflikt betrifft ältere Menschen, die nach ihrer Pensionierung keine Aufgabe mehr für sich sehen und sich daher nutzlos oder wertlos fühlen, vor allem wenn sie ihren Selbstwert über viele Jahrzehnte vor allem über ihre Arbeit definiert haben. Der aufgrund dieses Konfliktes stattfindende Abbau des Knochengewebes (osteolytische Nekrose) wird **Osteoporose** genannt und hat nichts mit Ernährung oder Hormonumstellung zu tun, wie gerne behauptet wird.

Hat der Selbstwert eines Menschen einen Bezug zu einem bestimmten Bereich des Körpers, so tritt der Knochenabbau genau in diesem

Selbstwertkonflikte Knochenlokalisation

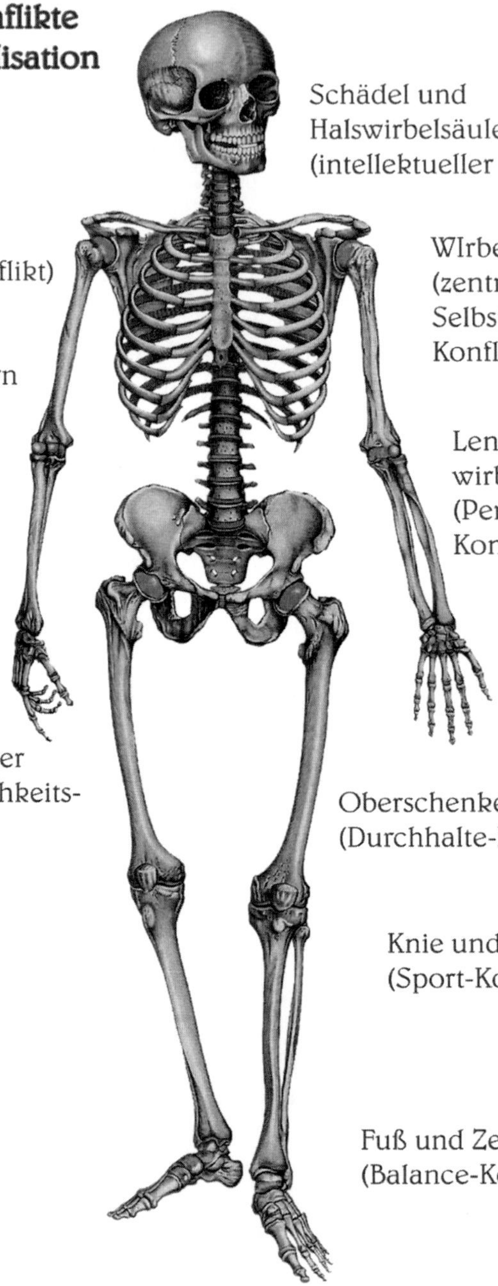

Bereich auf. Handelt es sich beispielsweise um einen Menschen, der sein Leben lang eine Arbeit mit den Händen oder Fingern gemacht hat, bei der Geschicklichkeit wichtig war, so führt ein Selbstwertkonflikt in diesem Bereich zum Abbau des Knochens im Handgelenk oder den Fingergelenken (Ungeschicklichkeitskonflikt). Bei Sportlern, die einen Selbstwertkonflikt erleiden, wird der Knochenabbau in dem Bereich des Körpers auftreten, der mit ihrer speziellen Disziplin zu tun hat, bei den meisten Sportarten also in den Füßen oder Knien (Konflikt des sportlichen Versagens). Obwohl die Grundlage aller Knochenosteolysen stets ein Selbstwertkonflikt ist, gibt es in der Schulmedizin natürlich jede Menge Namen für den Abbau des Knochens in unterschiedlichen Stadien und verschiedenen Bereichen des Körpers, wie Ewing-Sarkom, Omoblastom, Morbus Schlatter, Plasmozytom, Multiples Myelom, Morbus Kahler, etc. ad nauseam.

Wird der Selbstwertkonflikt gelöst, kommt es zu einem Wiederaufbau des Knochengewebes an den entsprechenden Stellen, die mit Schwellung und Schmerzen verbunden ist. Wenn man sich des Reparaturmechanismus' bewußt ist und weiß, warum diese Schmerzen auftreten, wird man sich einfach während dieser Zeit schonen und dem Körper die Zeit geben, sich zu heilen. Da jedoch die meisten Menschen den Hintergrund dieser Schmerzen nicht verstehen, löst die Wiederherstellungsphase in vielen Fällen einen erneuten Selbstwertkonflikt aus, weil der betreffende schmerzende Bereich ja nun noch nutzloser geworden ist. Auf diese Weise entsteht ein Teufelskreis, der ohne das Wissen um die Hintergründe kaum zu durchbrechen ist und in sogenannten chronischen Krankheiten endet. Dazu zählen neben der bereits erwähnten Osteoporose auch die rheumatoide Arthritis (früher Primär Chronische Polyarthritis oder PCP genannt), die sogenannten „verschleißbedingten" Arthrosen und spezielle Formen wie der Morbus Bechterew.

Liegt während der Wiederherstellungsphase eines Selbstwertkonflikts (zumeist bei einem Konflikt des sportlichen Versagens) gleichzeitig ein aktiver Flüchtlings- oder Existenzkonflikt vor, nennt man die Heilungsphase **Gicht**. Da der Körper während des Existenzkonflikts Wasser einlagert, wird der in der Heilungsphase entstehende Schmerz durch die zusätzliche Schwellung verstärkt, was die Gicht besonders schmerzhaft macht. Eine Lösung des Existenzkonflikts mit vermehrter Ausschwemmung der eingelagerten Flüssigkeit macht die Schmerzen wieder erträglicher. Die Schulmedizin nimmt an, daß Gicht durch eine sogenannte purinreiche Ernährung entsteht, weil Purin aus der Nahrung vom Körper in Harnsäure ungewandelt wird, die bei Gicht-Patienten stets erhöht ist und angeblich Harnsäurekristalle bildet, die im Gelenk die Schmerzen verursachen sollen. Nun ist es aber so, daß bei einem Existenzkonflikt nicht nur Wasser vermindert ausgeschieden und eingelagert wird, sondern auch alle sogenannten harnpflichtigen Substanzen (Harnstoff, Harnsäure und Kreatinin), was die erhöhte Konzentration dieser Stoffe im Blut erklärt (Urämie).

Die Stärke der Schmerzen in der Wiederherstellungsphase der Knochenkrebserkrankungen basiert auf der einen Seite darauf, wie weit der zuvor stattgefundene Knochenabbau fortgeschritten war, aber andererseits natürlich auch an der subjektiven Wahrnehmung des Schmerzes, die stärker ist, wenn das Geschehen als etwas Schlimmes empfunden wird. Patienten, die verstehen, daß es sich um Heilungsschmerzen handelt, können mit diesem Schmerz wesentlich besser umgehen. Der in der Heilungsphase stattfindende Wiederaufbau des Knochens (Rekalzifizierung) geht mit einer Dehnung der Knochenhaut (Periost) einher, was die Ursache der relativ starken Schmerzen ist, die außerdem Botschaft des Körpers sind, sich in dieser Zeit nicht viel zu bewegen und möglichst Bettruhe einzuhalten, da der Knochen in dieser Phase anfällig für Brüche ist. Die in der Wiederherstellungsphase zunächst überschüssig wachsende Knochensubstanz (Callus), deren biologischer Sinn in der Verstärkung des Knochens besteht, der nach erfolgter Rekalzifizierung auch tatsächlich stärker ist als vorher, wird von der Schulmedizin leider nicht als Heilung erkannt, sondern als **Osteosarkom** oder mit anderen Namen bezeichnet, weil der Gesamtprozeß nicht gesehen oder verstanden wird (obwohl der gleiche Prozeß nach jeder Fraktur zu beobachten ist). Da das Wachstum des Knochens als „bösartige“ Wucherung betrachtet wird, entfernt man in der Schulmedizin diese „Tumore“ operativ oder amputiert sogar das entsprechende Gelenk oder den betroffenen Knochen. Die außerdem zur „Diagnosesicherung“ oft durchgeführte Knochenbiopsie ist nicht nur extrem schmerzhaft und eine Tortur für den Patienten, sondern ignorant und gefährlich, weil dadurch die Knochenhaut (Periost) beschädigt wird und die Knochensubstanz ins umliegende Gewebe austritt und ein immer größer werdendes Osteosarkom außerhalb des Knochens bildet.

Da die Bildung neuer Blutzellen im Knochenmark stattfindet, hat der vorgenannte Prozeß der Knochenneubildung auch einen Effekt auf das Blutbild. Gleichzeitig mit der Erneuerung der Knochensubstanz beginnt auch die verstärkte Neubildung der weißen Blutkörperchen (Leukozyten), wobei zunächst eine Überschußproduktion auftritt, die vermehrt sogenannte unreife Blasten, also noch nicht ausgereifte Blutzellen hervorbringt, wodurch die Gesamtzahl der Leukozyten drastisch ansteigt, aber nach einigen Wochen wieder ein normales Niveau erreicht hat. Die starke Erhöhung der Leukozyten in dieser Phase wird **Leukämie** genannt. In der Schulmedizin wird dies auch als „Blutkrebs" bezeichnet, weil man der Meinung ist, daß die überschüssige Bildung unreifer Leukozyten für die gleichzeitig relativ niedrige Anzahl von reifen Leukozyten, roten Blutkörperchen (Erythrozyten) und Blutplättchen (Thrombozyten) verantwortlich ist, und keine anderen Zellen mehr gebildet werden können, weil diese im Knochenmark verdrängt werden. Tatsächlich findet man in der Zeit der überschüssigen Leukozytenproduktion eine Verminderung der roten Blutkörperchen (Anämie) und der Blutplättchen vor, aber nur weil die Neubildung dieser beiden Arten von Blutzellen erst einige Wochen später einsetzt. Und da in der Schulmedizin unsinnigerweise davon ausgegangen wird daß jeder einmal begonnene Prozeß im Körper endlos und ohne Sinn abläuft, sieht man in der Leukämie nur das wildgewordene und entartete Wachstum weißer Blutkörperchen, das man sofort stoppen muß, weil sich offenbar niemand vorstellen kann, daß dies ein vorübergehender Prozeß ist, der einen sinnvollen Hintergrund aufweist. Und wenn man Patienten mit Leukämie nicht in Angst und Panik versetzt und außerdem mit Chemogift vollpumpt, normalisiert sich die Produktion der verschiedenen Blutzellen von ganz alleine, während der zuvor abgebaute Knochen in Ruhe heilen und neu gebildet werden kann.

Viele Menschen, die gerne von Leukämie „Betroffenen" helfen möchten, lassen ihr Knochenmark untersuchen, um ggf. als Knochenmarkspender in Frage zu kommen, wenn die Schulmedizin keinen anderen Ausweg mehr sieht, als eine „Knochenmarktransplantation" durchzuführen. Praktisch bedeutet dies, daß das „kranke" Knochenmark des Empfängers mit einer massiven Chemogabe vollständig zerstört werden muß (!), damit das gespendete Knochenmark daraufhin per Infusion verabreicht werden kann. Doch sowohl die ziemlich unangenehme Entnahme des Knochenmarks beim Spender, als auch die dauerhafte chemische Vergiftung des Empfängers mit heftigen Nebenwirkungen und längerer Isolation während der Phase, in der man darauf hofft, daß das gespendete Knochenmark „anwächst", sind nicht nur pure, grausame physische und psychische Folter, sondern völlig sinnlos und absolut unnötig! Die Markierung von gespendetem Knochenmark mit radioaktiven Isotopen hat gezeigt, daß dieses vom Empfänger nicht übernommen, sondern als Fremdkörper erkannt und vollständig abgebaut und eliminiert wird! Eine Knochenmarktransplantation überleben also nur diejenigen Patienten (meist Kinder!), die stark genug sind, um diese Folterprozedur zu erdulden. Doch des Irrsinns nicht genug, wird genau bei den Patienten, deren eigenes Knochenmark tatsächlich nachwächst und wieder neue Blutzellen bildet, diese positive Entwicklung der Heilung als „Rezidiv" der Leukämie diagnostiziert und der ganze Wahnsinn geht von vorne los. Welch finsteres Mittelalter.

Es ist bekannt, daß radioaktive Strahlung die Knochensubstanz schädigen und zerstören können. Wird also ein Mensch einer entsprechenden Strahlung ausgesetzt, kommt es während der Phase der Wiederherstellung des Knochens zu den gleichen Blutbildveränderungen wie in der Heilungsphase nach einer Knochenosteolyse. Da die Schulmedizin eine Leukämie als „Blutkrebs" betrachtet, schließt man in Unwissenheit des Gesamtzusammenhangs daraus, daß „Strahlung Krebs verursacht". In Wirklichkeit zeigt gerade daß Auftreten einer Leukämie nach einer radioaktiven Verstrahlung, daß das Knochenmark noch immer die Fähigkeit zur Blutbildung aufweist und die Schädigung nicht zu stark war.

Konflikt des Nicht-zubeißen-könnens

Bei diesem Konflikt handelt es sich entweder um einen allgemeinen Selbstwertkonflikt, weil man nicht „zubeißen" bzw. im übertragenen Sinne nicht „zupacken", „schnappen", „zugreifen", etc. kann, entweder im realen Sinne, also einen „Feind" oder „Gegner" nicht „beißen können", weil dieser zu stark ist, oder im übertragenen Sinne eine Chance, ein Projekt, eine Sache nicht ergreifen können. Eine weitere Möglichkeit ist ein lokaler Selbstwertkonflikt, der deshalb einen bestimmten Zahn betrifft, weil man an dieser Stelle „nichts wert ist". In der Konfliktphase kommt es zu einer **Nekrose des Zahnbeins (Dentin)** von innen heraus, der Zahn wird also langsam hohl, was man aber von außen nicht sieht.

Erfolgt eine Konfliktlösung, kommt es zu einer Wiederauffüllung des Zahns mit neuem Dentin, was aufgrund des im Zahn entstehenden Drucks recht schmerzhaft ist und die meisten Leuten natürlich damit zum Zahnarzt gehen, der zwar äußerlich nichts sehen kann, aber auf einem Röntgenbild das „Loch" im Inneren des Zahns feststellt und beim Bohren auch in den Zahn einbricht.

Ein häufiges Problem besteht darin, daß der Heilungsschmerz einen lokalen Selbstwertkonflikt auslöst, daß man an genau der Stelle des betroffenen Zahns „nichts wert" oder „nicht stark" ist, was zu einem ständigen Konfliktrezidiv mit andauernden Heilungsschmerzen führt. Wenn man diesen Teufelskreis vermeidet oder ihm entgehen kann, wird der Zahn ebenso von innen heraus rekalzifiziert und wieder aufgebaut, wie es bei einem Knochen der Fall wäre.

Weniger starker Selbstwertkonflikt (Selbstwerteinbruch)

Bei einem nicht so starken Selbstwertkonflikt ist nicht der Knochen von einer Nekrose betroffen, sondern die Lymphknoten, und ebenso wie bei den Knochen werden die „löchrig" gewordenen Lymphknoten nach der Lösung des Konflikts wieder aufgefüllt, was zu einer kompensatorischen Schwellung führt, die von der Schulmedizin als „Lymphdrüsenkrebs" oder **Hodgkin-Lymphom** bezeichnet wird.

Bei positivem Test auf bestimmte „Antikörper“ wird eine ausgeprägte Lymphknotenschwellung auch als **Pfeiffersches Drüsenfieber** (Mononukleose) bezeichnet. Die dabei typisch auftretende Müdigkeit und Schlappheit zeigt bei Kenntnis der Neuen Medizin, daß es sich um eine Wiederherstellungsphase handelt.

Die Schwellung von Lymphknoten sollte natürlich differenziert betrachtet werden, da bestimmte Lymphknoten auch bei lokalen Geschehen kompensatorisch anschwellen, wenn sie mehr Arbeit verrichten müssen, die aus Filterung und Rücktransport von Stoffen aus dem Körper ins Gefäßsystem besteht.

Selbstwertkonflikt des Bindegewebes
„Ich bin nicht schön genug“ oder **„Ich bin zu fett“**

Bei diesem Konflikt kommt es auf biologischer Ebene zu einer Nekrose des Fettgewebes unterhalb oder innerhalb des Bindegewebes, und zwar in dem Bereich des Körpers, an dem sich die betreffende Person für „nicht schön genug“ oder „zu fett“ hält.

Nach einer Konfliktlösung kommt es zu einem Wiederaufbau des Fettgewebes, in dessen Rahmen einzelne Fettzellen nachher größer sind als vorher, was nach mehreren Konfliktrezidiven über einen längeren Zeitraum in Form von Erhebungen und Eindellungen sichtbar wird. Das entstehende veränderte Erscheinungsbild der Haut wird als **Cellulite** bezeichnet.

Aufgrund der unterschiedlichen Beschaffenheit des männlichen und weiblichen Bindegewebes, aber auch der speziellen Thematik, sind fast ausschließlich Frauen betroffen. Die betroffenen Bereiche, nämlich Po, Hüften, Bauch und Oberschenkel, sind auch genau die Körperregionen, bei denen Frauen sowohl sehr selbstkritisch sind, als auch durch das von Werbung und Massenmedien suggerierte Schönheitsideal der extrem schlanken Frau stark beeinflußt werden.

Motorischer Selbstwertkonflikt
„Ich bin nicht stark genug“

Bei einem Selbstwertkonflikt, der die eigene Stärke betrifft, kommt es zu einem Gewebeschwund der Muskeln (**Muskelatrophie**), und zwar genau an den Muskeln, die beim Konflikt betroffen sind. Wenn ein Individuum beispielsweise nicht stark genug ist, um wegzulaufen, sind die Beinmuskeln betroffen, bei einem generalisierten Konflikt können aber auch alle größeren Muskeln betroffen sein.

Nach einer Konfliktlösung werden die betroffenen Muskeln wieder aufgebaut und sind nachher auch ausgeprägter und stärker als vorher. Das nennt man **Muskelhypertrophie**. Diesen Prozeß spürt man in Form von Muskelschmerzen.

Diesen Effekt machen sich auch Bodybuilder und andere Sportler zunutze, indem sie gezielt bestimmte Muskeln oder Muskelgruppen einer besonders starken Belastung aussetzen (und damit kleine Schädigungen im Muskelgewebe bewirken), wodurch es zur vorgenannten Hypertrophie im Rahmen des Wiederaufbaus des Muskeln kommt.

Überforderungskonflikt
Konflikt des Nicht-mithalten-könnens
auch **Selbstwertkonflikt des Herzens**

Dieser Konflikt hat nichts mit zu viel Streß zu tun, sondern es geht darum, bei etwas nicht mithalten oder auch jemandem nicht helfen zu können. Aber auch Empfindungen wie „Mein Herz funktioniert nicht richtig“ oder „Mein Herz ist nicht in Ordnung“ können diesen Konflikt auslösen, insbesondere als Rezidiv, wenn das Herz bereits einmal bei einem biologischen Programm betroffen war.

In der Konfliktphase kommt es zu einer **Nekrose des Herzmuskels**, die in der Heilungsphase wieder aufgefüllt wird. Zusätzlich kommt es während der Wiederherstellungsphase zu beschleunigtem Puls (Tachykardie) und zusätzlichen Herzschlägen (Extrasystolen). In der Heilungskrise kommt es aufgrund der Auspressung des Ödems im entsprechenden Gehirnrelais zu einem Krampf des Herzmuskels, der als **Myokardinfarkt** bezeichnet wird. Der Myokardinfarkt ist nicht das gleiche wie der Koronarherzinfarkt, und wird ebenso wie der Koronarherzinfarkt nicht durch verstopfte Herzkranzgefäße und einer Unterversorgung mit Sauerstoff ausgelöst.

Verlustkonflikt der Frau
Eierstocknekrose

Ein Verlustkonflikt kann ausgelöst werden durch das Weggehen oder das Verlassenwerden durch einen Menschen, den man sehr liebt oder der eine sehr wichtige Rolle im eigenen Leben spielt. Es besteht aber auch die Möglichkeit, das ein geliebtes Tier eine Rolle spielt, wenn dieses wegläuft, ausbricht oder weggenommen wird.

Die biologische Reaktion durch den Verlustkonflikt ist eine **Nekrose des Eierstocks**, was zu einer verminderten Produktion von Östrogen führt. Es kann auch zu einem Ausbleiben der Menstruation kommen (Amenorrohe). Der biologische Sinn besteht darin, daß die betroffene Frau in der Konfliktphase biologisch nicht auf Paarung und Erreichen einer Schwangerschaft ausgerichtet ist. Erst wenn sie den Konflikt löst, beginnt der Wiederaufbau neuer Zellen. Zusätzlich entsteht eine **Eierstockzyste**, die im Laufe von etwa 9 Monaten heranreift. Während dieser Zeit haftet die Zyste an den umliegenden Organen an, da sie erst nach Ende ihrer Wachstumszeit eine eigene Blutversorgung aufweist. Eine operative Entfernung einer solchen Zyste ist nur in manchen Fällen notwendig, wenn die Zyste ein mechanisches Hindernis darstellt und Druck auf eines der umliegenden Organe ausübt. Mit der Operation sollte jedoch so lange gewartet werden, bis sich die während des Wachstums mit Flüssigkeit gefüllte Zyste verfestigt und sich vor allem von den umgebenden Organen gelöst hat, damit sie chirurgisch sicher entfernt werden kann, ohne daß dabei andere Organe verletzt oder mitentfernt werden müssen. Der biologische Sinn der Ovarialzyste besteht in der vermehrten Östrogenproduktion, damit die entsprechende Frau sowohl um Jahre oder Jahrzehnte jünger aussieht als auch eine stärkere Libido aufweist und somit schneller einen Partner findet und erneut schwanger werden kann.

Verlustkonflikt des Mannes

Ein Verlustkonflikt kann ausgelöst werden durch das Weggehen oder das Verlassenwerden durch einen Menschen, den man sehr liebt oder der eine sehr wichtige Rolle im eigenen Leben spielt. Es besteht aber auch die Möglichkeit, das ein geliebtes Tier eine Rolle spielt, wenn dieses wegläuft, ausbricht oder weggenommen wird.

Beim männlichen Verlustkonflikt kommt es zu einer **Nekrose des Hodengewebes**, die in der Regel unentdeckt bleibt, weil es sich dabei ja um einen Abbau von Gewebe handelt. Der biologische Sinn besteht in der verminderten Produktion von Testosteron.

Nach erfolgter Konfliktlösung werden die Nekrosen wieder aufgefüllt, was zu einer Schwellung des Hodens und der Bildung einer **Hodenzyste** führt, was beides fälschlicherweise oftmals als „Hodenkrebs“ diagnostiziert wird. Die Schwellung ist ein normales Geschehen während der Wiederherstellung des Hodengewebes und die Hodenzyste hat den biologischen Sinn, daß vermehrt Testosteron produziert wird, damit der erlittene Verlust durch vermehrte sexuelle Lust und Aktivität ausgeglichen werden kann.

Wasserkonflikt / Flüssigkeitskonflikt

Ein sogenannter Wasserkonflikt oder Flüssigkeitskonflikt kann dann eintreten, wenn man in eine Situation gerät, in der man mit zu viel Wasser zu tun hat, das man nicht loswird. Dies kann zum Beispiel der Fall sein, wenn man beinahe ertrinkt, bei einer Überschwemmung oder ähnlichen Szenarien. Auf biologischer Ebene kommt es zu einer **Nekrose des Nierengewebes** mit Anstieg der harnpflichtigen Substanzen (Kreatinin, Harnstoff) und kompensatorisch erhöhtem Blutdruck, damit die harnpflichtigen Substanzen ausreichend ausgeschieden werden können.

Erfolgt eine Lösung des Konflikts, wird die vorher entstandene Nekrose des Nierengewebes wieder aufgefüllt und es kommt zusätzlich zur Bildung einer **Nierenzyste**, die sich im Laufe von etwa 9 Monaten ausbildet und während dieser Zeit am umliegenden Gewebe anhaftet, um die Blutzufuhr zu gewährleisten. Die Schulmedizin fehlinterpretiert diesen Zustand als „infiltrierendes oder invasives Wachstum“ und spricht von einem **Wilms-Tumor**, den sie als „bösartig“ klassifiziert und in der Regel mitsamt der Niere herausoperiert. Läßt man die Nierenzyste jedoch ihre Reifung vollenden, löst sie sich vom umgebenden Gewebe, sobald sie eine eigene Umkapselung und Gefäße zur Blutversorgung gebildet hat. In diesem Zustand, in dem die Zyste nun **Nephroblastom** genannt wird, ist sie zu einem funktionalen Teil der Niere geworden, wodurch die Niere effizienter das vermehrt angefallene Wasser im Rahmen der Heilungsphase des Konflikts verarbeiten kann, worin auch der biologische Sinn besteht. Der Blutdruck ist ab diesem Zeitpunkt auch nicht mehr erhöht, weil dies nun nicht mehr notwendig ist.

Konflikt „In die falsche Richtung laufen“
bzw. **„Auf die falsche Bahn geraten“**

In der Konfliktphase entsteht eine **Nekrose der Nebennierenrinde**, wodurch die Produktion des Hormons Cortisol drastisch reduziert wird. Dies hat zur Folge, daß trotz Sympathikotonie der Stoffwechsel des Individuums herabgesetzt wird, was zu einem allgemeinen Schwächegefühl führt, dessen biologischer Sinn darin besteht, das in die falsche Richtung laufende Individuum zu bremsen und zurückzuhalten. Die Schulmedizin nennt dieses Phänomen **Morbus Addison** oder **Waterhouse-Friderichsen-Syndrom**.

Nach erfolgter Konfliktlösung wird die zuvor entstandene Nekrose auf zellularer Ebene wiederhergestellt und repariert. Zusätzlich entsteht eine Zyste, welche die nach Konfliktlösung wieder aufgenommene Bildung von Cortisol noch erhöhen soll, damit das Individuum wieder in die richtige Richtung laufen kann. Dieser sogenannte **Hyperkortisolismus** wird auch als **Morbus Cushing** bezeichnet.

Biologische Programme, die von der Großhirn-Rinde gesteuert werden

Zur Erinnerung: Alle biologischen Programme, die von der Großhirn-Rinde gesteuert werden, weisen einen Zellabbau in der Konfliktphase auf, und einen Zellaufbau in der Wiederherstellungsphase.

Ausnahmen bilden diejenigen Organe, die keine Zellveränderungen ausweisen, sondern nur eine Funktionsminderung in der Konfliktphase und eine Funktionssteigerung in der Wiederherstellungsphase.

Revierkonflikte

Es gibt in unserem Leben jede Menge Dinge oder Bereiche, die wir als unser persönliches Revier empfinden. Das kann unser Haus oder unsere Wohnung, aber auch ein spezieller Raum sein wie das Bad, die Toilette, das Büro oder auch das eigenen Zimmer bei Kindern und Jugendlichen. Ebenso kann es der eigene Garten sein, den wir Deutschen ja auch gerne mit Hecken oder Zäunen nach außen abgrenzen, aber auch das eigene Auto oder unser Schreibtisch im Büro kommen als Revier in Frage. Weiterhin kommen auch abstrakte Gebilde in Frage, die wir als unser Revier wahrnehmen können, wie ein Thema oder ein Bereich, bei dem wir uns sehr gut auskennen oder das wir zu einem Teil unseres Lebens zählen oder mit dem wir uns sogar identifizieren. So kann eine heftige Diskussion, in der unser Gegenüber eine Haltung gegenüber einem solchen uns wichtigen Thema einnimmt, durchaus als Angriff auf das eigene Revier empfunden werden. Wir haben das Gefühl, jemand „redet uns rein“ (ins Revier).

Revierangstkonflikt

Ein Revierangstkonflikt ist die Angst, daß ein Feind im weitesten Sinne ins eigene Revier einbricht und man dies nicht verhindern kann. Die in der Konfliktphase auftretende Sensibilitätsverminderung der Bronchialschleimhaut hat den biologischen Sinn, daß wir länger sehr laut reden oder schreien (im Tierreich wäre dies Brüllen) können, um unser Revier angemessen (verbal) verteidigen zu können. Gleichzeitig tritt eine **Ulzerierung der Bronchialschleimhaut (ulzerierendes Bronchialkarzinom)** auf, die nach Lösung des Konflikts unter Schwellung und leichter Ödembildung wieder aufgebaut wird, was zu Husten und bei bakterieller Beteiligung zu Auswurf führt. Man spricht von einer **Bronchitis**.

Hat der Konflikt sehr lange angedauert, sind die Symptome der Wiederherstellungsphase auch entsprechend stärker ausgeprägt, weil in diesem Fall nicht nur die oberen Atemwege betroffen sind, sondern die gesamte Lunge. In der Heilungsphase spricht man daher nicht mehr von einer Bronchitis, sondern von einer **Lungenentzündung (Pneumonie)**. Aufgrund der stärkeren Schwellung der Bronchialschleimhaut kommt es außerdem zu einer Verengung oder auch zum teilweisen Verschluß einzelner Bereiche der Bronchien (sogenannte „Verlegung"). Dies führt zur Minderbelüftung bestimmter Lungenbereiche (Atelektase), wodurch es zu starkem Husten und zeitweiser Atemnot bei Anstrengung kommt. Da der minderbelüftete Lungenbereich im Röntgenbild diffus und hell erscheint, wird dies von der Schulmedizin fälschlicherweise als „Bronchialkrebs" interpretiert. Verabreicht man einem solchen Patienten eine Chemotherapie, kommt es zu einem Abbruch der vagotonen Heilungsphase und Rückgang der Bronchialschwellung, die jedoch nach Ende der Chemogabe wieder einsetzt, weil der Patient erneut in die Wiederherstellungsphase eintritt. Wenn man diese Unterbrechung über mehrere Chemozyklen hinzieht, erreicht man lediglich eine immer stärkere Auszehrung und Schwächung des Patienten, und schließlich seinen Tod.

Revierverlustkonflikt

Bei einem Verlust des Reviers und einem entsprechenden Konfliktschock reagiert das Individuum mit einer **Ulzerierung der Koronararterien** und gesteigertem Herzrhythmus, der sich in beschleunigtem Puls und Herzstichen bzw. **Angina-pectoris-Beschwerden** äußert. Der biologische Sinn besteht darin, die Leistungsfähigkeit des Individuums zu steigern, um das verlorene Revier mit aller Kraft zurückzuerobern. Die schulmedizinische „Behandlung" in diesem Fall besteht in der Gabe von sogenannten Betablockern, die jedoch nur die Symptome unterdrücken und daher kontraproduktiv für die Bewältigung des Konflikts sind.

Erfolgt eine Lösung des Konflikts, kommt es zu einem Wiederaufbau der ulzerierten Koronararterien unter Schwellung und damit einhergehender Verengung (Stenose). Hat der Konflikt länger gedauert, kommt es in der Heilungskrise zu einem **Linksherzinfarkt**, der jedoch nicht durch eine Verstopfung oder einen Verschluß eines Gefäßes verursacht wird, sondern durch den Druck des Gehirnödems während der Heilungskrise auf das Relais für den Herzrhythmus. Da dies der Schulmedizin nicht bekannt ist, und auch die Tatsache ignoriert wird, daß der Linksherzinfarkt nicht bei Aufregung, sondern fast ausschließlich nachts in tiefer Vagotonie stattfindet, bekommen die Patienten aufgrund ihrer Todesangst und gegen die Schmerzen hochdosiert Morphium verabreicht, wodurch die Vagotonie so verstärkt wird, daß die Patienten oft dadurch versterben. Dr. Hamers Angaben zufolge versterben fast alle Patienten am Linksherzinfarkt, deren Konfliktdauer länger als 9 Monate betragen hat, obwohl man auch dies verhindern kann, wenn schon zu Beginn der Heilungsphase mit einer Cortisonbehandlung begonnen wird, wodurch die vagotone Phase verlängert und damit das Gehirnödem und die Heilungskrise abgemildert werden.

Revierärgerkonflikt

Beim Revierärgerkonflikt geht es grundsätzlich um den tatsächlichen Ärger mit jemand anderem, also darum, sich in seinem Revier nicht durchsetzen zu können, aber je nach differenzierter Wahrnehmung sind entweder der Mageneingang (Kardia), die kleine Kurvatur des Magens, der Zwölffingerdarm, die Leber-Gallengänge oder die Pankreasgänge betroffen:

Handelt es sich um Revierärger, bei dem es eher um Unterordnung im eigenen Revier geht, so ist der Mageneingang (Kardia), die kleine Kurvatur des Magens oder der Zwölffingerdarm betroffen. In der Konfliktphase entsteht an einem oder mehreren dieser Bereiche eine Ulzerierung, also ein **Magengeschwür** (Magen-Ulcus-Karzinom) oder **Dünndarmgeschwür** (Duodenum-Ulcus-Karzinom), das sich durch Schmerzen und Überempfindlichkeit auszeichnet.

Die Schulmedizin ist der Meinung, daß ein Magengeschwür durch zu viel Magensäure entsteht („Ohne Säure kein Ulcus."), doch diese Geschwüre entstehen immer nur im Bereich des Mageneingangs oder der kleinen Kurvatur, die im oberen, inneren Bereich des Magens verläuft. Dort wo am meisten Magensäure vorhanden ist, im Magenkörper (Fundus) oder der Großen Kurvatur im unteren, äußeren Bereich des Magens, treten jedoch niemals Magengeschwüre auf.

Erfolgt eine Konfliktlösung, werden die ulzerierten Bereiche in der Heilungsphase unter Schwellung wieder aufgefüllt, wobei die Ulcera auch bluten können, was zu Erbrechen von Blut (Hämatemesis) oder schwarz gefärbtem Stuhl führen kann. Die Schmerzen sind weitestgehend weg, aber es kann zu zeitweiliger Übelkeit kommen. In der Heilungskrise entstehen für kurze Zeit noch einmal starke Schmerzen aufgrund einer Magenkolik.

Geht es beim Revierärger um Übergriffe auf einen Bereich, auf den man selbst Anspruch zu haben meint, kommt es auf biologischer Ebene zur **Leber-Gallengangs-Ulzerierung**.

Nach Lösung des Konflikts erfolgt ein Wiederaufbau des ulzerierten Gewebes der Gallengänge. Während dieser Wiederherstellungsphase kommt es aufgrund der Schwellung häufig zu einer Verstopfung der Gallengänge, was sich in Gallenkoliken äußern kann, die z.T. sehr unangenehm und schmerzhaft sein können. Auch in der Heilkrise findet eine meist schmerzhafte Gallenkolik statt. Außerdem tritt aufgrund des Rückstaus des Bilirubins eine sogenannte Gelbsucht (Ikterus) auf. Da das Bilirubin den Stuhl normalerweise dunkel färbt, erscheint dieser daher eine Zeit lang hellgelb entfärbt. Von der Schulmedizin wird die Heilungsphase als eine durch Viren verursachte **Hepatitis (Leberentzündung)** bezeichnet.

Bei einem Revierärger, bei dem es um eine Art von Ungerechtigkeit geht, wenn einem also jemand etwas wegnehmen will, sind auf biologischer Ebene die Bauchspeicheldrüsengange, hauptsächlich aber der Hauptausführungsgang (Ductus pankreaticus) betroffen, und es kommt zu einem **Geschwür der Bauchspeicheldrüsengänge**.

Nach erfolgter Konfliktlösung werden die ulzerierten Bereiche wieder aufgefüllt und es kommt zu einer Schwellung und eventuell zeitweiliger Verstopfung der Pankreasgänge, was von der Schulmedizin oft fälschlicherweise als „Pankreaskrebs“ diagnostiziert wird, obwohl sich der Bereich bereits in der Heilungsphase befindet.

Reviermarkierungskonflikt

Wenn jemand sein Revier nicht nach außen markieren, d.h. gegenüber anderen abgrenzen kann, kann es zu einem Reviermarkierungskonflikt kommen. Dies führt auf biologischer Ebene zu einem Zellabbau durch **Ulzerierung der Blasenschleimhaut** und einer starken Verminderung der Sensibilität, wodurch wir auf der biologischen Ebene unser Revier nicht oder nicht gut markieren können, weil der Harndrang kaum noch oder nicht mehr gespürt wird.

Wird der Konflikt gelöst, kommt es zu einem Wiederaufbau der Blasenschleimhaut unter Schwellung und Schmerzen, d.h. zu einer **Blasenentzündung**. Die Schleimhaut wird in der Heilungsphase überempfindlich, was zu einem verstärkten Harndrang führt, damit man nach Lösung des Konflikts nun sein Revier besonders gründlich markiert. Während der Wiederherstellungsphase kann es vorkommen, daß die geschwollene und ulzerierte Blasenschleimhaut blutet, was jedoch harmlos und lediglich ein Zeichen der Heilung ist. Es ist wichtig, daß man sich bewußt macht, daß das Auftreten von Blut im Urin während dieses Geschehens nichts Schlimmes ist und man keine Angst haben muß.

Revieridentitätskonflikt

Der Identitätskonflikt gehört deshalb zu den Revierkonflikten, weil es im weitesten Sinne um eine Standortbestimmung oder eine Bestimmung der Zugehörigkeit geht. Biologisch gesehen betrifft dies immer ein bestimmtes Revier, aber aufgrund seiner Fähigkeit zum abstrakten Denken kann ein Mensch seine Identität auch durch Philosophien, Religionen, Organisationen oder andere Arten von Gruppen definieren. Der auslösende Konfliktschock muß daher nicht zwangsläufig ein real existierendes Revier betreffen. Die entscheidende Frage, bei der es in diesem Konflikt geht, lautet: Wo gehöre ich hin? Wenn man es jedoch rein biologisch betrachtet, wird daraus: Wo darf ich mein Häufchen machen? Viele Menschen kennen die Erfahrung, daß sie in einer ihnen fremden Umgebung, z.B. im Urlaub, im Hotel oder als Besucher bei fremden Personen Probleme mit der Verdauung haben. Das liegt daran, daß ihnen auf der biologischen Ebene bewußt ist, daß sie sich in einem fremden Revier befinden. In der Konfliktphase entsteht eine **Ulzerierung der Rektumschleimhaut (Rektumkarzinom)** und eine verminderte Sensibilität, durch die man auch auf der biologischen Ebene nicht weiß, wann und wo die Defäkation (der Vorgang der Ausscheidung) stattfinden darf.

Wird dieser Konflikt gelöst, indem das Individuum seinen Standort (oder Standpunkt) bestimmt und seine Zugehörigkeit klärt, werden die ulzerierten Zellen des Rektums wieder aufgebaut, was zu einer starken Schwellung führt, die auch als **Hämorrhoiden** bezeichnet wird. Die eventuell auftretenden Blutungen stammen jedoch nicht aus geplatzten Venen, sondern aus der geschwollenen Schleimhaut, die während der Wiederherstellungsphase sehr stark durchblutet ist. Während dieser Phase der Heilung reicht es völlig aus, wenn man die auftretenden Symptome (evtl. ziehende oder stechende Schmerzen, Juckreiz und Schwellung) etwas abmildert, z.B. durch entsprechende Salben. Je nach Dauer des Konfliktes kann es eine Zeit lang dauern, bis die Heilungsphase abgeschlossen ist, daher sollte man das Thema, das zum Identitätskonflikt geführt hat, gründlich abklären, damit es nicht zu ständigen Wiederholungskonflikten (Rezidiven) kommt und die Heilung immer wieder verlängert wird.

Sexueller Frustrationskonflikt
Konflikt des Sich-nicht-paaren-könnens

Ein sexueller Frustrationskonflikt, der beispielsweise auftreten kann, wenn eine Frau ihren Mann mit einer anderen Frau erwischt, oder eine Frau das Gefühl hat, ihr Mann möchte nicht mehr mit ihr schlafen, löst auf der biologischen Ebene den Konflikt des Sich-nicht-paaren-könnens oder des Nicht-begattet-werden-könnens aus, was zu einer **Ulzerierung der Gebärmuttermund- und/oder der Gebärmutterhalsschleimhaut** führt. Der biologische Sinne liegt in diesem Fall in der stark verminderten Sensibilität des Gebärmutterhalses und der Vagina, wodurch die Lust auf Sex quasi aussetzt (Frigidität) und die Frau nicht für sexuelle Aktivitäten (biologisch: Begattung) zur Verfügung steht. Auch die Orgasmusfähigkeit wird drastisch reduziert oder setzt aus. Durch das Ausbleiben der Menstruationsblutung (Amenorrohe) ist sie zudem kaum noch in der Lage schwanger zu werden.

Auch ein Konflikt des Nicht-begattet-werden-wollens, also im extremsten Fall bei einer Vergewaltigung, kann das gleiche biologische Programm auslösen.

Ein interessanter und wichtiger Aspekt dieses Konflikts besteht im gleichzeitigen Auftreten einer **Koronarvenenulzerierung** und **leichten Angina-pectoris-Beschwerden**. Sowohl die Weitstellung der Koronargefäße, als auch der gesteigerte Herzrhythmus, der die leichten Angina-pectoris-Schmerzen auslöst, haben den biologischen Sinn, die Leistungsfähigkeit der Frau zu steigern, damit sie in der Lage ist, schnell einen neuen Partner zu finden, um ihren Konflikt zu lösen.

Wird der Konflikt gelöst, werden die ulzerierten Zellen im Bereich der Gebärmuttermund- und/oder Gebärmutterhalsschleimhaut unter starker Schwellung wieder aufgebaut. Da diese stark geschwollene Schleimhaut während der Heilungsphase aufgrund von gesteigerter Sensibilität schmerzt und auch blutet, gehen viele Frauen gerade in dieser Zeit zu einem Frauenarzt, der die starke Schwellung der Wiederherstellungsphase oftmals fälschlicherweise als Gebärmuttermund- und/oder Gebärmutterhalskrebs diagnostiziert, obwohl sich das eigentliche Karzinom bereits in der Heilungsphase befindet.

Im Bereich der Koronarvenen findet während der Wiederherstellungsphase auch eine Schwellung der Schleimhaut statt, die bei längerer Konfliktdauer in der Heilungskrise im **Rechtsherzinfarkt** gipfelt, von der Schulmedizin fälschlicherweise als „Lungenembolie" diagnostiziert, weil weniger Blut in die Lunge gepumpt wird und sich dort außerdem kleine Blutgerinnsel (Koagel) der abheilenden Koronarvenenulzerierung finden. Ebenso wie beim Linksherzinfarkt, der Heilungskrise des Revierverlustkonflikts, wird auch der Rechtsherzinfarkt nicht durch eine Verstopfung oder einen Verschluß eines Gefäßes verursacht, sondern durch den Druck des Gehirnödems während der Heilungskrise auf das Relais für den Herzrhythmus.

Trennungskonflikte

Die Oberhaut (Epidermis) reagiert auf Konflikte der Trennung stets auf biologischer Ebene. Das bedeutet, auch die Trennung im übertragenen Sinne wird als reale Trennung bzw. als Abreißen des Kontakts empfunden, was in der Konfliktphase zu einer Geschwürbildung (Ulzerierung), also einem Zellabbau führt. Zu sichtbaren und spürbaren Symptomen kommt es immer erst in der Wiederherstellungsphase, die mit verschiedenen Varianten von Schwellung und Ödembildung, Rötung, Juckreiz und der Bildung von Pusteln, Bläschen oder anderen Hauterscheinungen einhergeht.

Auch viele der sogenannten **„Kinderkrankheiten"** (Masern, Röteln, Windpocken, Scharlach) fallen in die Kategorie der Heilungsphase nach einem Trennungskonflikt. Die in vielen Fällen generalisierte Form der Hautsymptome liegt daran, daß Kinder in vielen Fällen ihren Konflikt nicht als spezifische Trennung in einem bestimmten Bereich des Körpers, sondern ebenso generalisiert mit großen Anteilen der Haut wahrnehmen.

Die Heilungsphase und die damit verbundenen Symptome der Oberhaut treten in den unterschiedlichsten Formen auf, die in diesem Buch nicht alle besprochen werden können. Für Interessierte empfehle ich das Buch *Die Haut. Aus Sicht der Schulmedizin und der Neuen Medizin* von Ursula Homm (siehe Literaturliste im Anhang).

Visueller Trennungskonflikt

Bei einem visuellen Trennungskonflikt kommt es zu einer Ulzerierung der Augenlider und der Bindehaut, z.T. mit Schuppenbildung, z.B. wenn wir einen wichtigen oder geliebten Menschen „aus den Augen verloren haben".

Bei einer Konfliktlösung, also in der Regel, wenn die entsprechende Person wieder da ist, also wieder gesehen werden kann, kommt es in der Heilungsphase zu Rötung, Juckreiz und Schwellung der Augenlider und der Bindehaut, der sogenannten **Bindehautentzündung** (Konjunktivitis)

Bei einem **starken visuellen Trennungskonflikt** erfolgt eine Ulzerierung der Hornhaut des Auges und bei Konfliktlösung eine Wiederherstellung unter Schwellung und Juckreiz, der sogenannten Hornhautentzündung (Keratitis). Es kann auch eine zeitweise Trübung der Hornhaut auftreten.

Partner- oder Kind-Trennungskonflikt

Milchgangskarzinom (duktales ulzerierendes Mammakarzinom)

Bei diesem speziellen Trennungskonflikt wird ein geliebter Mensch quasi von der Brust gerissen und es entsteht ein ulzerierender Prozeß, so als ob die beiden Personen vorher auf einer biologischen Ebene miteinander verbunden waren.

Die Seite, auf der das Milchgangskarzinom entsteht, hat mit der Händigkeit der Frau zu tun. Bei einer rechtshändigen Frau hat die linke Seite eine Verbindung zu Kind, Mutter oder anderen biologisch unter oder über ihr stehenden Personen, während die rechte Seite eine Verbindung zum Partner oder anderen Personen hat, die im Leben der Frau eine biologisch ebenbürtige Rolle spielen. Bei einer linkshändigen Frau ist die Zuordnung genau umgekehrt.

Wird der Konflikt gelöst, kommt es zum Wiederaufbau der **ulzerierten Milchgänge** in Form von Zellwachstum, das unter starker Schwellung der Milchgänge und Sekretbildung abläuft. Da jedoch die Schwellung oft zum kurzzeitigen Verschluß der Milchgänge führt, kann das entstehende Wundsekret nicht abfließen. Die Folge ist, daß die Brust in kurzer Zeit sehr stark anschwillt, heiß und stark rot wird. Tritt Sekret aus den Milchgängen aus, ist das in diesem Fall ein gutes Zeichen, da der Wiederherstellungsprozeß abläuft und die Schwellung der Milchgänge nicht so stark ist.

Schreckangstkonflikt

Bei einem Schreckangstkonflikt reagiert der Körper mit einem biologischen Programm, das eine Ulzerierung der Kehlkopfschleimhaut **(ulzerierendes Kehlkopfkarzinom)** und/oder der Stimmbänder auslöst. Im Moment des Konfliktschocks verschlägt es einem sozusagen die Sprache. Dies kann bei längerer Konfliktdauer eine Veränderung der Stimme sowie Schmerzen im Kehlkopf zur Folge haben.

Wird der Konflikt nach kurzer Zeit gelöst, treten in der Heilungsphase Reizhusten, eine leichte Schwellung der Kehlkopfschleimhaut und/oder der Stimmbänder auf, was zu leichten Schmerzen und einer etwas rauhen Stimme führt. Hat der Konflikt länger gedauert, tritt eine entsprechend stärkere Schwellung der Kehlkopfschleimhaut und der Stimmbänder auf, was zu starkem Reizhusten, einer extrem rauhen Stimme bis zur Heiserkeit und stärkeren Schmerzen führt. Außerdem können Schluckbeschwerden auftreten, die Kehle fühlt sich „wie zugeschnürt“ an. Da die meisten Menschen erst in dieser Phase aufgrund der Symptome zum Arzt gehen, wird die Wiederherstellungsphase, die eigentlich eine **Kehlkopfentzündung (Laryngitis)** ist, aufgrund der starken Schleimhautschwellung und der Zellregeneration manchmal fälschlicherweise als „bösartiger“ Kehlkopfkrebs diagnostiziert, obwohl sich das ulzerierende Karzinom bereits in der Heilung befindet.

Frontalangstkonflikt / Ohnmachtskonflikt

Entwicklungsgeschichtlich haben sich der Unterkiefer, die Schädelbasis, der Schildknorpel des Kehlkopfs, das Kieferngelenk sowie zwei Gehörknöchelchen (Hammer und Amboß) aus den sogenannten Kiemenbögen entwickelt. Die stillgelegten Gänge, in denen diese

Bögen verlaufen sind und zwischen denen einst die Kiemen angelegt waren, sind auch beim heutigen Menschen noch immer vorhanden und reagieren bei einem Frontalangstkonflikt im Rahmen dieses archaischen Programms mit Ulzerierung der Schleimhaut, um eine Weitstellung zu erreichen, damit mehr Luft aufgenommen werden kann. Die sogenannte Frontalangst wurde einst nur empfunden, wenn eine reale Gefahr auf einen Menschen zukam, der er nicht ausweichen konnte. Da der moderne Mensch jedoch auch abstrakt denkt, kann auch ein symbolisches oder vorgestelltes Geschehen eine solche Frontalangst auslösen.

Wird der Konflikt gelöst, kommt es in der Heilungsphase zu einem Wiederaufbau unter Anschwellung der vorher ulzerierten Schleimhaut und Bildung von mit Flüssigkeit gefüllten Zysten in den stillgelegten Kiemenbogengängen. Diese harmlosen Zysten werden jedoch von der Schulmedizin als starke Lymphknotenschwellungen interpretiert und daher als **Non-Hodgkin-Lymphom** bezeichnet, obwohl es in Wirklichkeit kein Lymphom ist, da keine Lymphknoten betroffen sind.

Da die stillgelegten Kiemenbögen vorne bis unter das Schlüsselbein und im Inneren des Körpers bis in den Mittelfellraum der Brusthöhle (Mediastinum) reichen können, werden die bei länger dauernder oder rezidivierender Konfliktphase sich verfestigenden Zysten von der Schulmedizin fälschlicherweise als „kleinzelliges Bronchialkarzinom“ diagnostiziert.

Motorische Konflikte

Im Gegensatz zu den motorischen Selbstwertkonflikten des Nicht-stark-genug-seins geht es bei den motorischen Konflikten um die reale biologische Erfahrung, einer Situation nicht entfliehen zu können, etwas nicht festhalten oder nicht abwehren zu können. Es geht also nicht um die eigene Stärke, sondern um die Hilflosigkeit oder Machtlosigkeit, die man in einer entsprechenden Konfliktsituation erlebt.

Konflikt des Nicht-entfliehen-könnens
Konflikt des Nicht-festhalten-könnens
Konflikt des Nicht-abwehren-könnens

Bei diesen Konflikten tritt eine Lähmung der quergestreiften Muskulatur der Beine (Nicht-entfliehen-können), der Arme (Nicht-festhalten-können oder Nicht-abwehren-können) oder manchmal auch der Arme und Beine ein, je nachdem wie die konfliktauslösende Situation genau empfunden wird. Ist nur eine Körperseite betroffen, weil der Konflikt sich thematisch auf Personen oder das Nest bezieht (siehe Abschnitt „Händigkeit" auf S.52), so spricht die Schulmedizin von einem **Schlaganfall** mit halbseitigen Lähmungen (Hemiparesen).

Erfolgt eine Lösung des Konflikts, nimmt die Lähmung nach und nach ab und es tritt eine allmähliche Verbesserung der Motorik der betroffenen Muskeln ein. In der Heilungskrise kommt es jedoch durch das Auspressen des Gehirnödems kurzfristig zu einer Verstärkung der Lähmung, was in sehr vielen Fällen ein Konfliktrezidiv auslöst und den Konflikt erneut aktiviert. Dieser Teufelskreis kann nur durchbrochen werden, wenn der Patient wirklich versteht, was mit ihm passiert und aufgrund seines Wissens keine neuen Konflikte durch die kurzfristige scheinbare Verschlimmerung erleidet.

Erleidet ein Patient ständig Konfliktrezidive, weil er beispielsweise jede Nacht von einem speziellen Konflikt träumt und es dadurch zur erneuten Konfliktphase kommt, so befindet er sich zwar ständig in der Heilungsphase, aber weil diese durch das dauerhafte Wiedererleben des Konflikts im Traum nicht beendet werden kann, spricht man von einer hängenden Heilung. Tritt dies z.B. bei einem Konflikt des Nicht-festhalten-könnens ein, so hat der Patient nach einiger Zeit während der Heilungsphase einen sogenannten Muskeltremor, ein unwillkürliches, rhythmisches Muskelzittern. Wenn dazu noch Muskelstarre oder verlangsamte Bewegungen auftreten, nennt die Schulmedizin dies **Morbus Parkinson**.

Bei einem Patienten mit einer beidseitigen Beinlähmung, bei dem es aufgrund der Heilungskrise zu Rezidiven und damit einer langsamen

Verschlimmerung der Lähmung kommt, diagnostiziert die Schulmedizin in vielen Fällen irgendwann **Multiple Sklerose** (MS). Spätestens durch diese Diagnose, aber auch durch Aussagen von Ärzten, daß ein Patient „nie mehr gehen können wird" oder „für immer im Rollstuhl sitzen muß", wird der Konflikt entweder dauerhaft aufrechterhalten oder die Lähmung immer stärker, wenn zwischendurch Phasen der Konfliktgelöstheit mit Heilungskrisen eintreten.

Bei einem generalisierten motorischen **Konflikt des Nicht-ein-noch-aus-wissens**, bei dem die empfundene Hilflosigkeit oder Machtlosigkeit sich auf alle Muskeln des Körpers erstreckt, spricht man in der Schulmedizin nach einigen Konfliktrezidiven von der sogenannten **Amyotrophen Lateralsklerose** (ALS). Da in diesem Fall auch die Atemmuskulatur betroffen ist, die auch zur quergestreiften Muskulatur gehört, erleiden diese Patienten nicht nur eine fortschreitende Lähmung bzw. Einschränkung der Beweglichkeit, sondern auch der Fähigkeit zum Atmen, weshalb der Verlauf bei ständiger Verschlechterung durch Konfliktrezidive sehr drastisch ist und mit dem Tod durch Ersticken endet.

Motorische Konflikte können bereits in der Schwangerschaft vom heranwachsenden Kind in der Gebärmutter empfunden werden, z.B. aufgrund von sehr lauten Geräuschen (Kreissäge, LKW, Bauarbeiten, etc.), die für das Kind eine reale biologische Bedrohung darstellen, weil diese Geräusche im Mutterleib wie das Brüllen eines Raubtieres klingen, dem es nicht entfliehen kann, worüber sich viele schwangere Frauen offenbar nicht bewußt sind. Auch eine Fruchtwasseruntersuchung (Amniozentese), bei der das Kind mit einer aus seiner Sicht riesigen Nadel konfrontiert und daraufhin starr vor Angst wird, kann den gleichen Konflikt auslösen. Selbst die bei einer Ultraschalluntersuchung vom Schallkopf ausgehenden Geräusche, die sich im flüssigen Medium des Fruchtwassers für das Kind als laut und unangenehm darstellen, können das Kind zumindest unruhig werden und ängstlich reagieren lassen. Viele Gynäkologen zeigen dann den Müttern auf dem Bildschirm, daß ihr Kind „mit ihm spielt" oder ein „Zappelphilipp" ist, obwohl sie selbst es sind, die das Abwehrverhalten des Kindes auslösen und es nicht einmal bemerken.

Konflikt des Sich-sträubens

Bei einem Konflikt des Sich-sträubens liegt eine Situation vor, bei der man sich innerlich wehrt, sich einem Umstand oder einer Person zu stellen. Das kann auch im übertragenen Sinne bedeuten, daß man sich weigert, etwas Bestimmtes anzuerkennen. Auf körperlicher Ebene nimmt die Produktion von Insulin durch die Beta-Inselzellen in der Bauchspeicheldrüse ab. Der biologische Sinn besteht darin, in der Phase, in dem man sich innerlich auf eine Konfrontation mit einem unangenehmen Thema oder einem „Kampf“ vorbereitet, den Zuckervorrat zu erhören, damit dieser als direkter Energielieferant für die Muskeln zur Verfügung steht, wenn man bereit ist, sich der unangenehmen Konfrontation zu stellen, vor dem man sich vorher gesträubt hatte. Tritt dieser Fall ein und der Konflikt wird gelöst, setzt die Insulinproduktion wieder ein, was zunächst verstärkt geschieht, um die entstandene Situation des Überzuckers zu kompensieren. Während das Gleichgewicht zwischen Zucker und Insulin sich anschließend wieder einpendelt, kommt es nach der ersten starken Insulinausschüttung nach einiger Zeit als ausgleichende Reaktion zu einer Unterzuckerung, die mit entsprechender Nahrung kompensiert werden muß, damit es nicht zu einem Unterzuckerschock (hypoglykämischer Schock) kommt.

Der ständig rezidivierende Sträubekonflikt wird von der Schulmedizin **Diabetes** genannt. Man stellt sich vor, daß die Bauchspeicheldrüse nicht mehr genug oder kein Insulin mehr produzieren kann und geht unsinnigerweise davon aus, daß sich das auch nie wieder ändern wird, weshalb die Patienten dauerhaft Insulin per Injektion bekommen. Da die Bauchspeicheldrüse kein Insulin produziert, wenn man es dem Körper künstlich zuführt, haben alle Beteiligten natürlich den Eindruck, daß die Bauchspeicheldrüse wirklich nicht mehr funktioniert und der Patient von nun an „insulinpflichtig“ ist.

Angst-Ekel-Konflikt

Erleidet ein Individuum einen Angst-Ekel-Konflikt, kommt es aufgrund der verminderten Produktion von Glucagon (dem Gegenspieler von Insulin) zu einer **Unterzuckerung** (Hypoglykämie), was zu starkem Hungergefühl bis hin zu Freßattacken führt, um möglichst schnell Nahrung zu sich zu nehmen. Der biologische Sinn besteht in der raschen Zuführung von Zucker als Energielieferant für die Muskeln, um der auslösenden Situation zu entkommen bzw. den hohen Energieverbrauch zu kompensieren.

Kohlenhydrate sind biologisch gesehen Mehrfachzucker und werden vom Körper zu Einfachzucker umgewandelt, aber weil Zucker in möglichst reiner Form der beste Energielieferant ist, haben die meisten Leute bei einer Heißhungerattacke Lust auf süße Nahrungsmittel. Wenn dieser Konflikt öfter vorkommt oder ständig rezidiviert, nehmen die entsprechenden Individuen natürlich nach einiger Zeit an Gewicht zu.

Witterungskonflikt

Mit Witterung ist in diesem Fall <u>nicht</u> das Wetter gemeint, sondern der biologische Begriff „Witterung aufnehmen". Ein solcher Witterungskonflikt kann ausgelöst werden, wenn wir uns plötzlich in einer Situation befinden, in der wir uns stark darauf konzentrieren müssen, ungünstige oder im weitesten Sinne feindliche Einflüsse bzw. Menschen wahrnehmen und einschätzen zu können. Die archaischste Sinneswahrnehmung ist der Geruchsinn, weshalb man in solch einer Situation unbewußt und intuitiv tiefer, länger und intensiver durch die Nase einatmet und evtl. auch näher an Menschen oder Objekte (im Tierreich Pflanzen, Boden oder der Kot von anderen Tieren) mit der Nase herangeht. Aus diesem Grund reagiert die Nasenschleimhaut (mit der wir ja <u>nicht</u> riechen) in diesem Moment mit einer Verminderung der Sensibilität sowie einer Ulzerierung.

Da es in einer bedrohlichen Situation fast immer um die Einschätzung eines Gegenübers („Feindes") geht, ist der eigentliche Geruchssinn (über die im oberen Nasenbereich gelegene Riechschleimhaut) weniger wichtig als die Wahrnehmung der Pheromone, die von dem oder den anderen Beteiligten ausgesondert werden. Und Pheromone nehmen wir nicht über den Vorgang des normalen Riechens war, sondern mit dem eigens dafür vorhandenen sogenannten vomeronasalen Organ, dessen Wahrnehmung aufgrund eines komplexen Mechanismus' durch die Gefäßverengung während einer Sympathikotonie stark erhöht wird.

Wird der Konflikt gelöst, kommt es im Bereich der betroffenen Nasenschleimhaut (bei ausgeprägtem Konflikt auch der Nasennebenhöhlenschleimhaut) zu einem Wiederaufbau der vorher stattgefundenen Ulzerierung mit gleichzeitiger Schleimhautschwellung und Sekretabsonderung, was man auch einen **Schnupfen** nennt. Da außerdem die Sensibilität der Schleimhaut erhöht ist, können wir die ulzerierte Schleimhaut auch schmerzhaft spüren. Die Heilungskrise der Wiederherstellungsphase läßt uns mehr oder weniger ausgeprägt niesen. Je nachdem, wie lange der Konflikt gedauert hat, verläuft die Heilungsphase auch entsprechend stärker wahrnehmbar. War die Konfliktdauer nur ein paar Sekunden oder Minuten (z.B. aufgrund einer kurzen Begegnung), kommt es nicht zur Ulzerierung der Nasenschleimhaut und damit auch nicht zu einer echten Wiederherstellungsphase. Wir müssen lediglich kurze Zeit nach Ende des Konflikts ein paar Mal niesen oder uns die Nase putzen. War die Konfliktdauer jedoch relativ lange, also mindestens ein paar Wochen, werden wir auch die Heilungsphase als entsprechend heftig erleben und eher von einer **Grippe** statt einem Schnupfen reden, weil zudem auch die Vagotonie der Heilungsphase entsprechend ausgeprägter ist und wir uns sehr schlapp, matt und erschöpft fühlen. Hat man zusätzlich oder gleichzeitig mit dem heftigen Witterungskonflikt einen motorischen Selbstwertkonflikt erlitten („Ich bin nicht stark genug, um der Situation zu entkommen."), so kommen in der Heilungsphase die für eine Grippe typischen Gliederschmerzen hinzu (siehe S.81), da durch das Verschwinden der konfliktiven Situation natürlich beide Konflikte gelöst werden.

Es ist ein bekanntes Phänomen, daß viele Menschen gerade am Wochenende, an freien Tagen, im Urlaub oder in einer veränderten Umgebung „krank" werden. Das liegt daran, daß sie in diesem Fall den Ort bzw. die Situation (Arbeitsplatz, Familie, etc) des Konflikts verlassen, wodurch der Konflikt gelöst wird und sie in die Heilungsphase eintreten.

Oraler Konflikt

Erleidet jemand im Bereich der Mundschleimhaut oder der Zunge einen lokalen Konflikt, so kommt es auf biologischer Ebene zu einer Abstoßung der Zellen, die beim Konflikt betroffen sind, was zu einer Geschwürbildung und bei längerer Konfliktdauer zu einem **ulzerierendem Mundschleimhautkarzinom oder Zungenschleimhautkarzinom** führt.

Nach Konfliktlösung kommt es zu einer starken Schwellung der Schleimhaut, die je nach Dauer des Konflikts auch einige Wochen dauern kann. Es kann außerdem sein, daß die Schleimhaut während dieser Zeit etwas blutet, was aber ein normales Zeichen der Heilung ist und keinen Anlaß zur Sorge geben sollte.

Konflikt des Nicht-zubeißen-dürfens

Dieser Konflikt entsteht, wenn man sich bei einem „Angriff" zwar eigentlich verteidigen oder wehren, also „zubeißen" möchte, dies aber aus irgendwelchen Gründen nicht darf, z.B. aus gesellschaftlichen Konventionen. Ein Schüler darf beispielsweise seinen Lehrer nicht „beißen", ein Kind nicht seine Eltern oder ein kleiner Angestellter nicht seinen Vorgesetzten.

Auf biologischer Ebene kommt es zu einem Abbau des Zahnschmelz, auch **Karies** genannt, was den biologischen Sinn hat, den Zahn schlanker und spitzer werden und wirken zu lassen, um sein Gegenüber damit besser beeindrucken oder „beißen" zu können, auch wenn dies nicht erlaubt ist.

Bei einer Konfliktlösung wird der Zahnschmelz wieder erneuert und es tritt eine Überempfindlichkeit auf, so daß im Bereich des Zahnhalses unangenehme Mißempfindungen durch äußere, z.B. stark süße, saure, kalte oder heiße Reize auftreten, aber keine eigentlichen Schmerzen.

Vorgehensweise bei Auftreten von Symptomen eines biologischen Programms

Die erste, oberste und wichtigste Verhaltensregel besteht darin, keine Angst zu haben und nicht in Panik zu geraten. Abgesehen von akuten Verletzungen, die ohnehin in den Bereich der Notfallmedizin gehören, gibt es keinen Grund, kein Symptom und keine „Erkrankung“, bei der es gerechtfertigt wäre, in Panik zu geraten. Sollten Sie einen Arzt konsultieren, so stellen Sie sich innerlich darauf ein, sich nicht aus der Ruhe bringen zu lassen, auch wenn Ihnen ein Arzt unsensibel und ohne Einfühlungsvermögen eine seiner Ansicht nach „schlechte Prognose“ mitteilt. Angstmache und sogar Einschüchterung sind Teil der schulmedizinischen Behandlungsstrategie, weil sie den Patienten gefügig machen, ihm seine Machtlosigkeit suggerieren wollen und ihn zur Abgabe seiner Verantwortung an den Arzt und seine Autorität bewegen soll.

Auch wenn ein Arzt noch sehr darauf drängt, daß Sie sofort oder schnell bestimmte Entscheidungen treffen sollen, lassen Sie sich davon nicht beeindrucken oder einschüchtern. Es gibt keinen „akuten Krebs“ und daher auch keinen Grund, übereilte Entscheidungen zu treffen. Sollte man Ihnen gegenüber mit „Metastasen“ argumentieren, stellen Sie unmißverständlich klar, daß es genau diese Angst ist, die Ärzte Ihren Patienten mit groben und einschüchternden Prognosen oder Androhungen machen, die weitere Konflikte erzeugen kann, deren biologische Auswirkungen dann fälschlicherweise als „Metastasen“ interpretiert werden, obwohl es sich um separate Konfliktgeschehen handelt.

Um es ganz klar auf den Punkt zu bringen: Ein Arzt, der Ihnen Angst macht, ist ein schlechter Arzt. Sagen Sie Ihrem Arzt also auf jeden Fall, wenn Sie sich unter Druck gesetzt oder verängstigt fühlen, damit er merkt, wie er auf Sie wirkt. Sollte ein Arzt nicht bereit sein, Ihre Gefühlslage zu berücksichtigen und Ihren Standpunkt zu respektieren, gibt es nur eine sinnvolle Lösung: Wechseln Sie den Arzt.

Lassen Sie sich stets alles genau erklären, bis Sie es wirklich verstanden haben. Haben Sie keine Angst davor, unbequeme Fragen zu stellen. Sie werden feststellen, daß die Schulmedizin in der Regel keine Antwort auf die Frage nach der Ursache einer „Erkrankung" hat. Das liegt daran, weil es darüber nur Vermutungen und Theorien gibt. Und an dieser Stelle liegt der wichtigste Ansatzpunkt, um mit Ihrem Arzt über die Neue Medizin zu sprechen. Die Behandlung der Schulmedizin, insbesondere durch Medikamente, basiert fast immer auf einer Unterdrückung der Symptome oder der Bekämpfung eines Geschehens, das sie nicht versteht. Hier können Sie erklären, daß Sie diese Vorgehensweise nicht für sinnvoll halten, weil die Symptome fast ausnahmslos eine Wiederherstellung und Selbstheilung des Körpers anzeigen, die Sie nicht unterbinden möchten.

Falls Sie das nicht ohnehin schon getan haben, informieren Sie sich gründlich über ihre „Diagnose" bzw. „Erkrankung". Einerseits, um das ablaufende biologische Programm zu verstehen, aber andererseits auch, um im Gespräch mit Ihrem Arzt die notwendigen Informationen zu besitzen, und um ihm ihren Standpunkt darzulegen und zu begründen. So sollten Sie überprüfen, was der auslösende Konflikt in Ihrem Leben war, ob dieser bereits gelöst wurde bzw. in welcher Phase Sie sich befinden. Abgesehen von spezifischen Symptomen ist das Überprüfen auf Sympathikotonie oder Vagotonie der erste Ansatz, um dies herauszufinden.

Aufgrund der Systematik innerhalb der Neuen Medizin kann man durch die nachfolgende Vorgehensweise den Status des laufenden biologischen Programms nachvollziehen:

1. Welches Gewebe ist betroffen?
2. Was genau passiert mit dem betroffenen Gewebe?
3. Von welchem Keimblatt stammt das Gewebe ab?
4. Von welchem Gehirnbereich wird das Gewebe gesteuert?

Aus der Antwort auf diese Fragen läßt sich exakt folgern, welches biologische Programm in welcher Phase gerade abläuft und welcher Konflikt entweder aktiv oder bereits in der Wiederherstellungsphase ist.

Sollten Sie feststellen, daß Ihr Konflikt noch aktiv bzw. noch nicht gelöst ist, sollten Sie damit beginnen, eine sinnvolle Lösung herbeizuführen, sich aber gleichzeitig über die zu erwartenden Abläufe der Heilungsphase informieren, damit Sie bei auftretenden Symptomen keine Angst bekommen und die Wiederherstellung möglicherweise als neuen Konflikt erleben.

Es ist grundsätzlich von großer Wichtigkeit, die Umstände bzw. den Auslöser eines Konflikts bewußt zu verstehen und sich mit dem Thema intensiv auseinanderzusetzen, damit es nicht immer wieder zu Konfliktrezidiven kommt.

Ich bin mit Dr. Hamer völlig einer Meinung, daß die beste Konfliktlösung stets in der Realität stattfindet. Das bedeutet, die Lösung des Konflikts muß dort ansetzen und geschehen, wo er ausgelöst wurde. Bei Konflikten mit anderen Menschen ist daher die Auseinandersetzung mit diesen der beste Weg, um eine Lösung im realen Leben zu finden, welche die Konfliktlösung auf biologischer Ebene zur Folge hat. Jemand, der seine Arbeit oder einen Partner verliert, sollte daher seine Anstrengung darauf ausrichten, eine neue Arbeitstelle bzw. einen neuen Partner zu finden. Das mag für den einen oder anderen vielleicht merkwürdig klingen, aber die biologischen Programme sind Ergebnisse biologischer Bedürfniskonflikte, die dann in die Heilungsphase gehen, wenn das entsprechende Bedürfnis oder der Mangel auf biologischer Ebene behoben wird. Die Natur kennt keine kulturellen Eigenheiten oder moralische Überlegungen.

In den Büchern von Dr. Hamer finden sich zahlreiche Fallbeispiele, in denen eine einfache und biologische Herangehensweise vermittelt wird, um Konfliktlösungen herbeizuführen.

Es gibt kein allgemeines Rezept, was Sie tun können oder müssen, um eine Konfliktlösung zu erreichen. Doch wenn Sie erkannt haben, was Ihren Konflikt ausgelöst hat, dann tun Sie was immer nötig und für Sie persönlich stimmig ist. Es ist Ihr Leben. Und so wie niemand anderes Sie heilen kann, so kann auch niemand für Sie Ihre Konflikte lösen oder Ihr Leben in die Hand nehmen. Sei es in Ihrer häuslichen oder beruflichen Umgebung: Wenn es Ihnen hilft, eine Situation in

Ihrem Leben zu verbessern und dadurch Ihren Konflikt zu lösen oder auch die Umstände zu verändern, die in Ihrem Leben immer wieder zu den gleichen Konflikte geführt haben, dann tun Sie das!

Wo eine direkte und biologische, also in der Realität stattfindende Konfliktlösung nicht möglich ist, geht es vor allem um zwei Dinge: Einerseits, den Hintergrund des Konflikts zu verstehen, und andererseits das Bewußtsein im Bezug auf den Konfliktinhalt so zu verändern, daß der Konflikt emotional gelöst wird und das entsprechende Thema in Zukunft kein weiteres Konfliktpotential mehr birgt, denn eine rein intellektuelle Beschäftigung mit dem Thema wird in der Regel nicht ausreichen.

Falls eine Gesprächstherapie für Sie in Frage kommt, weil Sie der Ansicht sind, daß es hilft, über den Konflikt zu sprechen, um ihn verarbeiten zu können, dann ist das grundsätzlich legitim. Die Therapie sollte jedoch auf das Zuhören des Therapeuten ausgerichtet sein, und nicht darauf, Sie lediglich zu beruhigen, vor allem nicht in Kombination mit Beruhigungsmitteln oder anderen symptomunterdrückenden Mitteln. Alle Therapien, die sich auf schulmedizinische Grundlagen berufen, sind fast immer nur darauf ausgerichtet, daß der Patient wieder „normal“ funktioniert und schön angepaßt ist. Der in der Konfliktphase auftretende Streß dient jedoch auf biologischer Ebene als Hilfe zur Konfliktlösung, die man einem Menschen vorenthält, wenn man ihn ruhigstellt. Emotionen müssen ausgelebt und rausgelassen werden. Was passiert, wenn man dies dauerhaft unterdrückt, kann man sich in den „modernen“ Psychiatrien ansehen, wo die Leute sediert und weggesperrt vor sich hinvegetieren.

Fragen und Antworten

Frage: Sind die sogenannten „Hamerschen Herde“ nicht einfach nur technisch bedingte Artefakte?

Antwort: Das ist eine Behauptung, die noch immer aufrechterhalten wird, obwohl Dr. Hamer mit der Firma Siemens Kriterien erstellt hat, aufgrund denen ein echtes Artefakt von einem Hamerschen Herd unterschieden werden kann. Die einfachste Möglichkeit, den Unterschied deutlich zu machen, besteht in einer Vergleichsaufnahme, bei welcher die Aufnahme des Patienten nicht exakt zentriert durchgeführt wird, sondern um einige Zentimeter zur Seite verschoben. In der Vergleichsaufnahme erscheint ein technisches Artefakt auf der gleichen Stelle des Aufnahmebildes, aber nicht im gleichen Bereich des Gehirns, während ein echter Hamerscher Herd stets exakt im gleichen Gehirnbereich sichtbar ist. Die Existenz und genaue Lage eines Hamerschen Herdes im Gehirn kann außerdem in jedem beliebigen Fall sowohl aufgrund einer Organsymptomatik exakt prognostiziert werden, so wie auch im umgekehrten Fall aufgrund eines Hamerschen Herdes eine exakte Aussage über Ort und Status einer bestimmten Organsymptomatik gemacht werden, da sich Organ und Gehirnrelais stets analog verhalten. Wenn es sich bei den ringförmigen Gebilden auf den CT-Bildern wirklich immer nur um technische Artefakte handeln würde, dann stellen sich die Fragen, warum diese sich einerseits so schön vorhersagbar stets im korrekten Gehirnbereich zeigen, und andererseits, wie es Dr. Hamer und anderen immer wieder zu 100% gelingt, vom CT-Bild ganz exakt auf einen Konflikt und das dazu gehörige nachweisbare Organgeschehen zu schließen?

Frage: *Was ist der Unterschied zwischen der Neuen Medizin und der Germanischen Neuen Medizin®?*

Antwort: Gemeint ist genau das gleiche. Da Dr. Hamer jedoch den Terminus „Neue Medizin“ nicht rechtlich schützen konnte, stellte er der Neuen Medizin den Zusatz „Germanische“ voran, um auf den Umstand hinzuweisen, daß seine Entdeckung aus dem „germanischen Volk der Dichter und Denker“ stammt, worauf er stolz sei.

Es ist die Meinung des Autors, daß Naturgesetze keine nationalen Bezüge haben oder haben sollten. Wir reden nicht von englischen Gravitationsgesetzen, nicht von tschechischen Vererbungsgesetzen und auch nicht von griechischen Hebelgesetzen. Ebenso ist es unsinnig und im Kontext der deutschen Geschichte sowohl unklug als auch kontraproduktiv, die Entdeckung der biologischen Naturgesetze der Neuen Medizin mit dem Wort „Germanisch" zu bezeichnen. Diese Bezeichnung hat zusammen mit mehreren anderen Aussagen und Behauptungen Dr. Hamers, z.B. daß es eine jüdische Verschwörung gegen die offizielle Nutzung der Neuen Medizin gäbe, sowie die Erstellung einer „Verfassung für einen neuen Staat Germanien" nur dazu geführt, daß die Neue Medizin von den Medien (und damit auch von den meisten Menschen) mit „brauner Esoterik" und nationalsozialistischen Bezügen in Zusammenhang gebracht wird.

Dr. Hamer ist der Ansicht, daß sämtliche Personen, die nicht das Attribut „Germanische" verwenden, ihm seine Entdeckung streitig machen oder als ihre eigene Entdeckung mit einem anderen Namen verkaufen wollen. Es gibt tatsächlich Bemühungen von einigen Ärzten, die Erkenntnisse der Neuen Medizin mit der Schulmedizin verbinden und die natürliche Heilung als Verdienst ihrer eigenen „Therapie" verkaufen wollen (z.B. Meta-Medizin). Alle deutschen Autoren jedoch, die Bücher zum Thema Neue Medizin geschrieben haben, wollen (nach deren eigener Aussage) nichts weiter, als die Verbreitung der Neuen Medizin zu fördern und voranzutreiben, denn es ist nicht davon auszugehen, daß die Neue Medizin offiziell anerkannt wird, was Dr. Hamer bereits 30 Jahre lang erfolglos anstrebt.

Frage: *Ist die Germanische Neue Medizin eine Sekte?*

Antwort: Nein. Die (Germanische) Neue Medizin ist keine Organisation, der man beitreten kann. Sie ist ein neues Verständnis von „Krankheit" und basiert auf überprüfbaren Naturgesetzen. Niemand muß also irgend etwas oder irgendwem glauben. Auch gibt es niemanden, der an der Verbreitung oder der Nutzung der Neuen Medizin Geld verdient, so wie es in der Schulmedizin der Fall ist, hinter der eine Mafia mit Milliardenumsätzen steht. Die Bezeichnung der Neuen Medizin als Sekte ist Teil einer gezielten Diffamierung, um die Erkenntnisse der Neuen Medizin zu unterdrücken. Es gibt zwar Foren im Internet und auch Stammtischtreffen, bei denen interessierte Personen die Neue Medizin besprechen, aber wenn dies Kriterien einer Sekte sind, dann ist jede Selbsthilfegruppe auf der Welt eine Sekte.

Terminologie von Dr. Hamer

Damit Sie in anderen Büchern zur Neuen Medizin oder auf entsprechenden Internetseiten die von Dr. Hamer geprägten Begriffe innerhalb der Neuen Medizin verstehen können, finden Sie nachfolgend alle wichtigen Begriffe aufgeführt.

Begriffe in diesem Buch	**Begriffe nach Dr. Hamer**
Konfliktschock	Dirk-Hamer-Syndrom (DHS)
Konfliktphase	Konfliktaktive Phase (CA-Phase)
Konfliktlösung	Conflictolyse (CL)
Wiederherstellungsphase / Heilungsphase	Postconflictolytische Phase (PCL-Phase)
Heilungskrise	Epileptoide oder epileptische Krise (Epikrise)
Biologisches Programm	Sinnvolles Biologisches Sonderprogramm (SBS)
Biol. Programme werden durch einen Konfliktschock ausgelöst.	Die Eiserne Regel des Krebs (ERK)
Alle biologischen Programme laufen in zwei Phasen ab.	Das Gesetz der Zweiphasigkeit aller Sinnvollen Biologischen Sonderprogramme
Alle biologischen Programme werden von einem Gehirnbereich gesteuert, der über ihren Verlauf bestimmt.	Das ontogenetisch bedingte System der Sinnvollen Biologischen Sonderprogramme
Alle Mikroorganismen haben eine sinnvolle Aufgabe innerhalb einer Symbiose mit dem Menschen.	Das ontogenetisch bedingte System der Mikroben
Alle biologischen Programme erfüllen einen sinnvollen Zweck.	Das Gesetz vom Verständnis einer jeden sogenannten „Krankheit“ als Teil eines entwicklungsgeschichtlich verstehbaren SBS der Natur

Literatur zur Neuen Medizin

Beck, Hanno, *Krebs ist heilbar. Dr.med Ryke Geerd Hamer. Beispiel einer Erkenntnisunterdrückung*, Knautsch-Verlag, Braunau (A) 2009
Hamer, Ryke Geerd, *Krebs. Krankheit der Seele*, Amici di Dirk, Köln 1989
Hamer, Ryke Geerd, *Kurze Einführung in die Germanische Neue Medizin*, Amici di Dirk, Alhaurin el Grande (E) 2004
Hamer, Ryke Geerd, *Vermächtnis einer Neuen Medizin (2 Bände)*, Amici di Dirk 1999
Homm, Ursula, *Die Haut. Aus Sicht der Schulmedizin und der Neuen Medizin*, LogoNaturaMed-Verlag, Michelfeld 2008
Mambretti, Giorgio; Séraphin, Jean, *Die Medizin auf den Kopf gestellt. Und wenn Hamer doch Recht hätte?*, Silberschnur, Güllesheim 2008
Münnich, David, *Die 5 Biologischen Naturgesetze*
Ray, Christopher; Berger-Lenz, Monika, *faktor-L. Neue Medizin. 100 Tage Herzinfarkt*, FAKTuell, Görlitz 2009

Weitere Literatur

Blüchel, Kurt G, *Heilen verboten – töten erlaubt. Die organisierte Kriminalität im Gesundheitswesen*, Goldmann, München 2004
Jürgenson, Johannes, *Die lukrativen Lügen der Wissenschaft. Wie unsinnige Ideen als Wissenschaft verkauft werden*, Edition Resolut, Lathen 2002
Vollborn, Marita; Georgescu, Vlad, *Die Gesundheitsmafia. Wie wir als Patienten betrogen werden*, S. Fischer Verlag, Frankfurt 2005

Internetseiten zum Thema Neue Medizin

www.dr-rykegeerdhamer.com
Offizielle Seite von Dr. Hamer: Germanische Heilkunde
Offizielle Seite der Universität Sandefjord
Onlineshop des Amici di Dirk Verlags

www.germanische-heilkunde.at
Seite von Helmut Pilhar

www.5bn.de oder www.neue-mediz.in
Seite von David Münnich, einschließlich Forum

www.faktor-l.de
Forum zur Neuen Medizin

www.gnm-forum.eu
Forum zur Neuen Medizin

Sollte Ihnen dieses Buch gefallen haben und/oder nützlich gewesen sein, so würde ich mich über eine Weiterempfehlung freuen.

Weitere Exemplare dieses Titels
können bestellt werden:

- in jeder Buchhandlung
- über das Internet unter
www.amazon.de
www.libri.de

Für interessierte Leser, die ihr Wissen über die Neue Medizin vertiefen möchten, empfehle ich folgendes Buch:

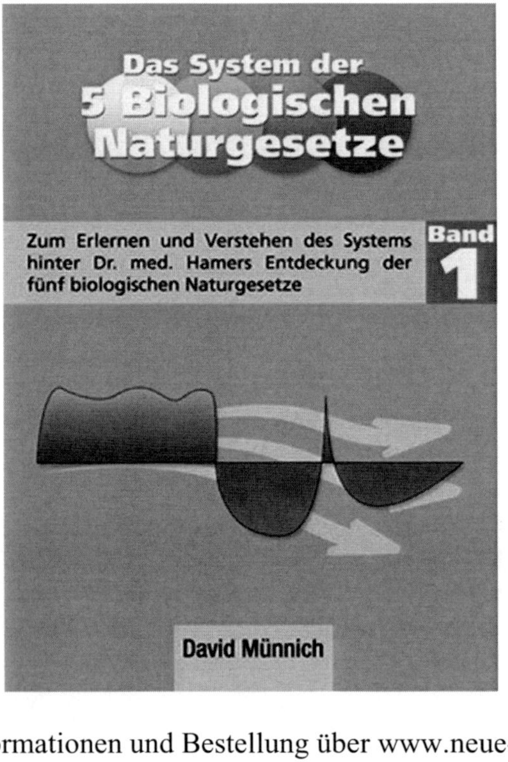

mehr Informationen und Bestellung über www.neue-mediz.in

Im Verlag EDITION ESOTERICK sind außerdem erschienen:

- **The Devil's Avenger.**
Eine Biographie von Anton Szandor LaVey
von Burton H. Wolfe

- **Die Philosophie des Satanismus**
von *Lars Peter Kronlob*

- **Macht, Erfolg und andere Werte.**
Sozialdarwinistische Ethik in Theorie und Praxis
von Holger Pinter

- **Der Teufel in der Tasche. Ein Reisebegleiter in seine Welt**
von Dominik Irtenkauf

- **Apollon und Dionysos. Zwei Urkräfte der Magie**
von Frank Lerch

- **Der Weg des Voodoo. Von den Grundlagen zur Praxis**
von Papa Nemo

- **Tanz der Verwundeten Seelen.**
Eine kosmische Betrachtung von Co-Abhängigkeit
und des menschlichen Dilemmas
von Robert Burney

- **Grundlagen der esoterischen Astrologie.**
Erkenntnis und Transformation innerer Muster
von Martina Döhring

- **Die Haut der Echsenfrau. Ein FUTUREPIG-Comic**
von Pavel Lujardo